中醫保健站：107

董氏奇穴
臨床治療精華

楊朝義　楊雅冰　主編

大展出版社有限公司

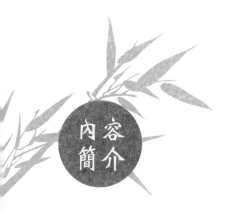

董氏奇穴因其顯著的療效，在針灸界引起了不同的反響，尤其因其取穴少、療效顯著的優勢被廣大患者所青睞。

本書對近 200 種疾病介紹了董氏奇穴特效精簡治療方案，所用處方均達到了精穴疏針的目的。力求治法簡明、實效、易學、易用、易於複製推廣，是針灸臨床醫師、董氏奇穴研究者和愛好者、醫學院校學生及針灸愛好者閱讀參考用書。

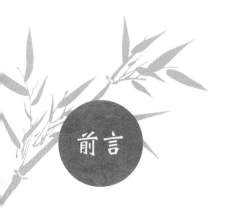

前言

　　董氏奇穴自傳承推廣以來，因其用穴少、療效高，迅速在世界各地傳播開來。尤其近幾年，針灸的國際化，極大地推動了董氏奇穴的進一步發展，形成了當前欣欣向榮的昌盛局面，可喜可賀。

　　筆者因對董氏奇穴的喜愛，且在臨床中廣泛運用，獲得了顯著療效，故而結合臨床實踐相繼撰寫了幾本關於董氏奇穴方面的書籍，得到了許多同道的鼓勵與支持，倍感欣慰。由此激發了筆者對董氏奇穴進一步探究運用的熱情。由於之前所寫的內容皆為綜合性的，尚無關於董氏奇穴治療學這種專業性強的書籍，心中總感有些缺失。應筆者許多學生及廣大讀者的強烈要求，針對當前有關董氏奇穴治療方面的專著甚少，制約了臨床運用及發展，亟需一本專門講解董氏奇穴治療方面的書籍。所以筆者編寫了《董氏奇穴臨床治療精華》。

　　本書是根據筆者多年臨床實踐經驗，並結合當前已出版的董氏奇穴書籍及其資料集合而成的，書中對董氏奇穴治療的上百種優勢病種進行了詳細而全面的講解，

所用處方簡明而實效。本著「穴精、針疏、效佳」的處方原則確定每一個治療方案，具有可靠的臨床實用性和可操作性。在實際運用中，不僅運用董氏奇穴，而是與傳統針灸有效結合。以董氏奇穴為主、傳統用穴為輔的原則，凸顯了董氏奇穴與傳統針灸的緊密性與關聯性，使得組方更為合理，療效更加可靠，且對每一個處方的組方原理和用穴原則進行詳細而明確的解析。本書處方精準、用穴明確，達到了「既授人以魚又授人以漁」的目的。

　　全書自始至終本著專業術語通俗易懂、理論闡述深入淺出、操作方法簡單易行的原則，適合中醫愛好者，尤其是董氏奇穴愛好者閱讀。總之，以凸顯董氏奇穴的特點和優勢，使之規範化、系統化、普遍化是吾始終之心願。

　　由於筆者水準所限，書中難免存在不足及謬誤之處，懇請廣大讀者批評指正，以使本書日臻完善，更好地為讀者服務。

楊朝義

於濰坊杏林中醫科技有限公司

己亥年季春

目錄

第二章 · 內科病症

第三章・婦產科病症

第四章・外科病症

第五章・皮膚科病症

第六章・五官科病症

第七章・兒科病症

第八章・其他雜症

董氏奇穴各部位總圖

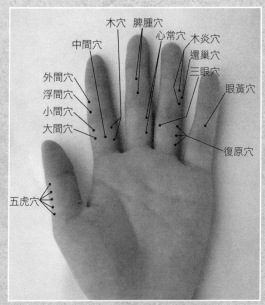

木穴 脾腫穴
中間穴　　　　心常穴　木炎穴
　　　　　　　　　　　還巢穴
外間穴　　　　　　　　三眼穴
浮間穴　　　　　　　　　　　眼黃穴
小間穴
大間穴
　　　　　　　　　　　　　復原穴

五虎穴

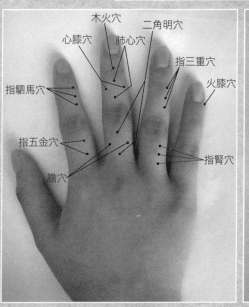

木火穴
心膝穴　　肺心穴　二角明穴
指馳馬穴　　　　　　指三重穴
　　　　　　　　　　　　火膝穴
指五金穴
膽穴　　　　　　　　　指腎穴

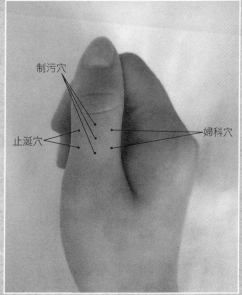

制污穴
止涎穴　　　　　　　　婦科穴

附圖 1│——部位總圖

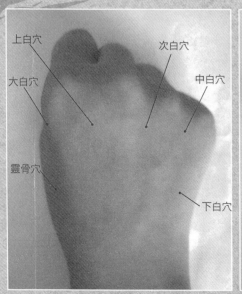
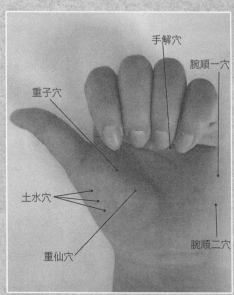

上白穴

次白穴

大白穴

中白穴

靈骨穴

下白穴

手解穴

重子穴

腕順一穴

土水穴

重仙穴

腕順二穴

附圖 2 | 二二部位總圖

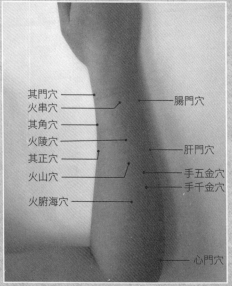
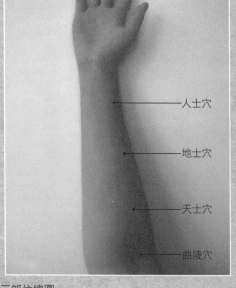

其門穴

腸門穴

火串穴

其角穴

火陵穴

肝門穴

其正穴

火山穴

手五金穴

手千金穴

火腑海穴

心門穴

人士穴

地士穴

天士穴

曲陵穴

附圖 3 | 三三部位總圖

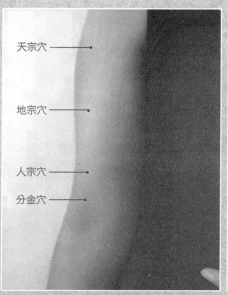
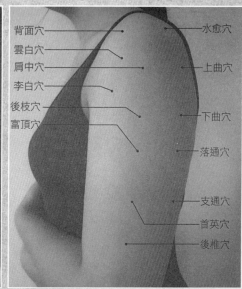

天宗穴

地宗穴

人宗穴

分金穴

背面穴

雲白穴

肩中穴

李白穴

後枝穴

富頂穴

水愈穴

上曲穴

下曲穴

落通穴

支通穴

首英穴

後椎穴

附圖 4 | 四四部位總圖

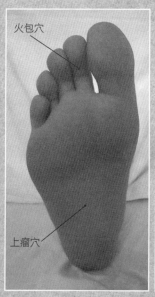
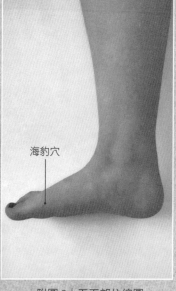
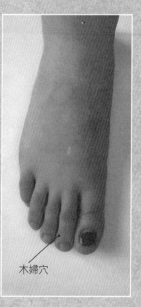

火包穴

上瘤穴

海豹穴

木婦穴

附圖 5 | 五五部位總圖

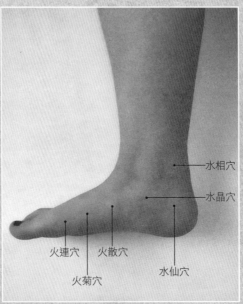

水相穴
水晶穴
火連穴　　火散穴
火菊穴
水仙穴

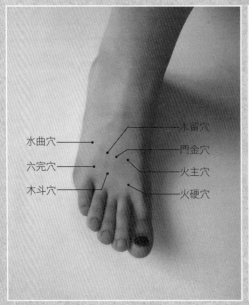

木留穴
門金穴
火主穴
火硬穴
水曲穴
六完穴
木斗穴

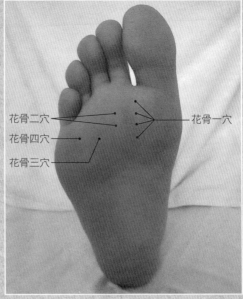

花骨二穴　　　　花骨一穴
花骨四穴
花骨三穴

附圖6│六六部位總圖

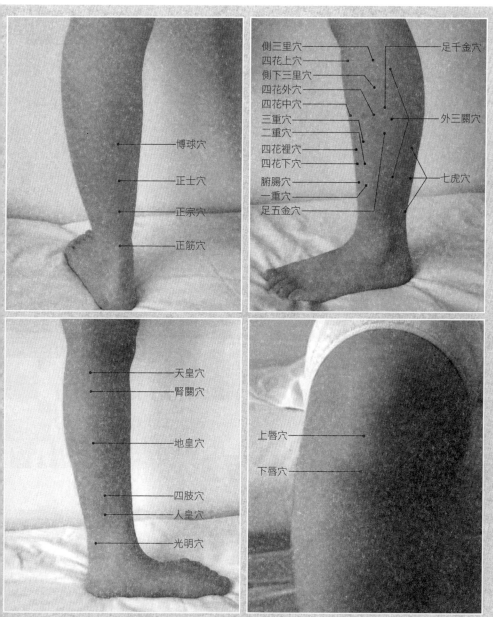

博球穴
正士穴
正宗穴
正筋穴

側三里穴
四花上穴
側下三里穴
四花外穴
四花中穴
三重穴
二重穴
四花裡穴
四花下穴
腑腸穴
一重穴
足五金穴

足千金穴
外三關穴
七虎穴

天皇穴
腎關穴
地皇穴
四肢穴
人皇穴
光明穴

上唇穴
下唇穴

附圖7│七七部位總圖

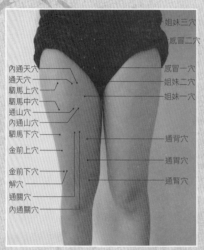
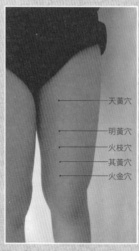
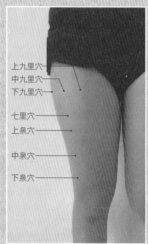

姐妹三穴
感冒二穴

內通天穴
通天穴
駟馬上穴
駟馬中穴
通山穴
內通山穴
駟馬下穴
金前上穴
金前下穴
解穴
通關穴
內通關穴

感冒一穴
姐妹二穴
姐妹一穴

通背穴
通胃穴
通腎穴

天黃穴
明黃穴
火枝穴
其黃穴
火金穴

上九里穴
中九里穴
下九里穴
七里穴
上泉穴
中泉穴
下泉穴

附圖 8│八八部位總圖

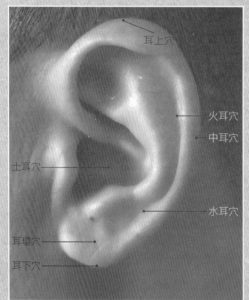
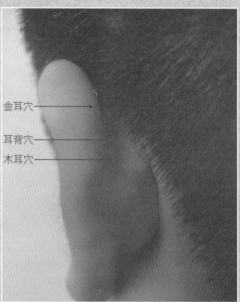

耳上穴

火耳穴
中耳穴

土耳穴

水耳穴

耳環穴
耳下穴

金耳穴
耳背穴
木耳穴

附圖 9│九九部位總圖

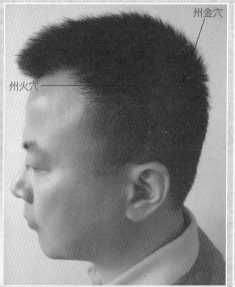
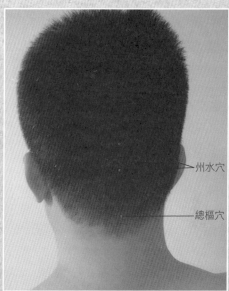

州金穴

州火穴

州水穴

總樞穴

附圖 10 ｜ 十十部位總圖

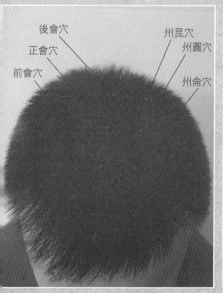
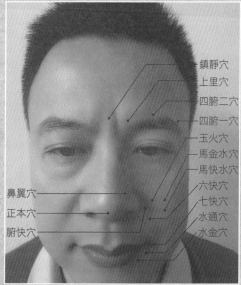

後會穴

正會穴

前會穴

州昆穴

州圓穴

州俞穴

鎮靜穴

上里穴

四腑二穴

四腑一穴

玉火穴

馬金水穴

馬快水穴

六快穴

七快穴

水通穴

水金穴

鼻翼穴

正本穴

腑快穴

附圖 10 ｜ 十十部位總圖

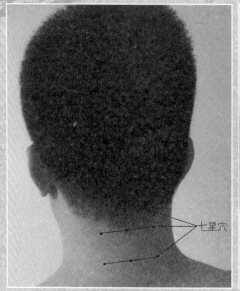
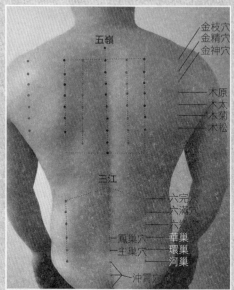

七星穴

五嶺

金枝穴
金精穴
金神穴

木原
木太
木菊
木松

三江

六完穴
六滿穴
六流穴
鳳巢穴　華巢
主巢穴　環巢
　　　　河巢
沖霄穴

附圖 11 ｜ 背腰部位總圖

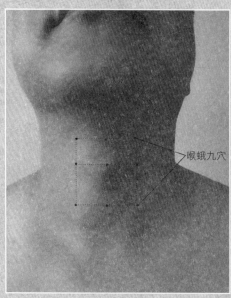
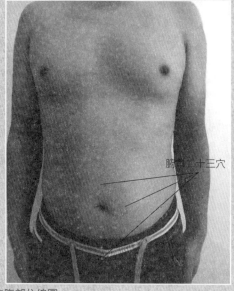

喉蛾九穴

腑巢二十三穴

附圖 12 ｜ 胸腹部位總圖

第一章 頭面肢體病症

第一節 頭面部病症

一、頭 痛

頭痛是傷害性刺激（致病因素）作用於機體所產生的感受，其疼痛部位位於頭部。頭痛也可以是痛覺傳導纖維或痛覺各級中樞或調節痛覺的鎮痛結構發生病變所致，還可以是面部或頸部病變所引起的牽涉痛。頭痛是臨床最為常見的症狀之一，可單獨出現，亦可見於各類慢性疾病中。

從中醫學看，可分為外感頭痛、肝陽頭痛、腎虛頭痛、血虛頭痛、瘀血頭痛、痰濁頭痛等；從經絡學看，又有後頭痛（太陽經），一側或兩側頭痛，即偏頭痛（少陽經），前頭痛（陽明經），巔頂頭痛（厥陰經）。

針灸治療頭痛療效良好，無論傳統針灸還是董氏奇穴針灸皆有滿意的療效，

下面根據經絡學分類法來解析各類頭痛的治療。

（一）前頭痛

【特效用穴】

腎關穴；天皇穴；二角明穴；火菊穴；火連穴。

【臨床運用及說明】

前頭痛是前額部位的疼痛，包括眼眶部（眉棱骨）、鼻骨部位的疼痛，若從經絡學循行來看，這一部位則為足陽明經所過，因此在傳統針灸學中被稱為陽明經痛。傳統針灸治療多以手足陽明經取穴為主。

董氏奇穴中以二角明穴最為常用，這是因為董師所著的《董氏針灸正經奇穴學》中記載本穴有這一功效，主治中有眉棱骨痛、鼻骨痛，之後董氏傳人皆言本穴能治療本病，賴金雄醫師經驗用本穴配中白穴治療前額痛有佳效。

筆者在董氏奇穴中以腎關穴與火連穴最為常用，這也是董師治療前頭痛在臨床所常用的穴位，其治療原理可以從傳統針灸的經絡理論解釋，腎關穴與火連穴均在脾經線上，脾與胃相表裡，所以用二穴可以治療前頭痛。

天皇穴與火菊穴所用原理也與之相同，天皇穴與傳統針灸陰陵泉穴相符，所以對濕邪而致的頭痛最為對證，用於表現為頭痛如裹，頭腦昏沉之患者；火菊穴對伴有高血壓及頭暈者為適應證，臨床可以僅用一穴，也可以兩穴相配合。

對於眉棱骨痛、鼻骨痛除了用二角明穴以外，還有花骨一穴組，但是本穴組在足底，一是操作不便，又加之角質層較厚，針刺較痛，患者有時不易接受，所以限制了臨床運用。對此，筆者治療眉棱骨痛、鼻骨痛還是以二角明穴為常用，鼻翼穴也有這一功效。

治療眉棱骨痛，傳統針灸中筆者以崑崙穴與解谿穴最為常用，崑崙穴主要用於外感風寒、風熱而致的眉棱骨痛具有佳效，解谿穴用於胃經灼熱上攻所致的眉棱骨痛效佳。

傳統針灸治療前頭痛，筆者主要以印堂、合谷、內庭穴

最為常用，病程久者常先在印堂穴刺血，董氏奇穴中以四花中穴瘀絡點刺放血最為常用。

（二）偏頭痛

【特效用穴】

足三重穴（點刺出血）；四花外穴（點刺出血）；耳上穴（點刺出血）；側三里穴、側下三里穴、腎關穴；中九里穴；指三重穴；門金穴。

【臨床運用及說明】

久治不癒的頭痛中以偏頭痛最為多見，一般方法治療往往難以治癒，由長期臨床來看，針灸應是具有優勢的方法，具有速效並能得以根治，就從經絡學來看，偏頭痛應是少陽經脈病，所以臨床運用仍然以少陽經脈為主，董氏奇穴的治療運用也沒有離開這一點。

足三重穴與四花外穴所處的位置就在足少陽經脈上，臨床運用時主要在這兩個部位找瘀絡點刺放血，可以同時用，也可以只選擇一個瘀絡明顯的部位，足三重穴用毫針治療也非常有效，對瘀滯明顯的常配合本穴毫針治療。

耳上穴是耳三穴中的上穴，相當於傳統針灸的經外奇穴耳尖穴，耳部為少陽經脈所過，故在傳統針灸中經常在耳尖穴刺血治療本病，所以與耳上穴所用原理相同，耳三穴在董師專著中有治療偏頭痛的功用，在臨床運用時主要以耳上穴配耳背的瘀絡為用。

側三里穴、側下三里穴與中九里穴所處的位置仍是在少陽經脈上，以經絡的理論發揮運用。側三里穴、側下三里穴是董氏奇穴中極為重要的穴位，臨床運用極為廣泛，用於一切側身障礙（身體外側疾病）、牙痛以及上肢前臂疼痛性疾

病。若是配用腎關穴作用尤佳；中九里穴與傳統針灸的風市穴相近，也在少陽經脈上，風市穴就是傳統針灸的要穴，在董氏奇穴中運用也非常廣泛，臨床治療偏頭痛常加配七里穴為倒馬針加強作用療效，功效也非常確實。指三重穴也有這個作用，董氏針灸傳人賴金雄醫師用本穴治療偏頭痛則有特效臨床經驗。

楊維杰醫師發揮出了用門金穴治療太陽穴處的疼痛，言之具有特效作用，這仍是根據經絡理論發揮運用。筆者採取的是太陽穴疼痛先是在太陽穴刺血，有立竿見影之效，瘀滯者配足三重穴；氣血不足者用側三里穴及側下三里穴；因風邪而致用中九里穴的用穴理念。

筆者在用傳統針灸治療偏頭痛中，常先在太陽穴刺血，然後再用毫針，以局部絲竹空透率谷、風池，遠部的外關、俠谿最為常用。絲竹空透率谷治療偏頭痛具有非常確實的功效，一般具有立竿見影的作用，可謂特效針，這早在《玉龍歌》中就有記載：「偏正頭風痛難醫，絲竹金針亦可施，沿皮向後透率谷，一針兩穴世間稀。」筆者用本穴治療多例相關患者，針下則即有神清目爽之感，頭痛會隨之而消，即使久年的偏頭痛也能立起沉痾。

（三）後頭痛

【特效用穴】

沖霄穴（點刺出血）；指三重穴；正筋穴、正宗穴。

【臨床運用及說明】

後頭痛從經絡來看應為足太陽經病，董氏針灸治療本病非常重視刺血的運用，常以沖霄穴處點刺放血，本穴的運用是根據對應取穴的原理。筆者在臨床也常以此部位處刺血為

用，確能收到很好的療效。

在傳統針灸中以委中穴刺血最為常用，療效也非常滿意，委中穴對人體後部有廣泛的治療作用，是人身要穴之一，也是刺血之要穴。正筋、正宗穴仍是從經絡理論發揮運用，二穴處於跟腱上，這一部位就是足太陽之經脈，因此用之有顯著療效，尤其是後頭牽及頸項部者，本穴尤為適宜，正筋、正宗穴對頸項部具有特效的作用。

在賴金雄所著的《董氏奇穴經驗錄》中有指三重穴治療後頭痛的經驗，後項痛配人皇穴為用。

筆者在傳統針灸中治療本病，也常用刺血，刺血有兩個穴位最為常用，一是委中穴，二是大椎穴，大椎對後頭痛伴有眩暈或是有頸椎病者應是首選，然後再針至陰穴，至陰穴為足太陽之井穴，根據根結理論，至陰穴對頭面部疾病有廣泛的作用，對眼疾、前頭痛、後頭痛、頭頂痛均有效，這與足太陽經脈循行有關，「足太陽之脈，起於目內眥，上額，交巔」，聯繫到了眼睛、前額、頭頂等部位，再以根結理論考慮，故能治療上述疾病。所以《肘後歌》中有「頭面之疾針至陰」之用。筆者以至陰穴曾治療數例後頭痛患者，確有特效作用。若是組方治療，常以八脈交會穴配伍，後谿配申脈，再加局部的天柱穴。這些傳統針灸的治療，至今也是筆者在臨床喜用的方法，療效非常顯著。

（四）巔頂頭痛

【特效用穴】

沖霄穴（點刺出血）；火主穴；門金穴。

【臨床運用及說明】

巔頂頭痛在中醫中稱之為厥陰頭痛，最早出自《傷寒

論‧辨厥陰病脈證並治》中，是三陰頭痛之一，《蘭室秘藏‧頭痛門》載：「厥陰頭頂痛，或吐痰沫，厥冷，其脈浮緩，吳茱萸湯主之。」之後便有諸多的臨床論述。針灸治療本病更有快捷之效，早在《肘後歌》就有「頂心頭痛眼不開，湧泉下針定安泰」的記載，臨床運用確能起到立竿見影的作用，如筆者所治一患者，因頭頂劇痛 4 日餘，西醫多種檢查未查出任何問題，用藥無效而來診，經針刺本穴幾分鐘後病痛即可緩解一半以上。

在董氏奇穴中刺血仍以沖霄穴為用，沖霄穴點刺乃是頭骶對應。火主穴所在的位置與太衝穴相近，處於足厥陰經脈上，所用仍是經絡的循行理論。針刺火主穴時一定緊貼第1、2 趾結合處進針，療效會更佳。

筆者在傳統針灸治療後頭痛中常以手厥陰心包經井穴中衝穴刺血為用，特別是急性比較嚴重的巔頂頭痛，中衝刺血治療本病效果非常好。毫針以太衝穴最為常用，局部常配百會穴，若是疼痛劇烈者就以湧泉穴代替太衝穴。

二、面痛（三叉神經痛）

面痛是以眼、面頰部出現放射性、燒灼樣抽掣疼痛為主症的疾病，又稱之為「面風痛」「面頰痛」。表現特點為突然發作，呈閃電樣、刀割樣、針刺樣、電灼樣劇烈疼痛。部分患者有誘發點，當說話、洗臉、刷牙、進食時而誘發，甚至連喝水也會誘發。面痛屬於西醫學中的三叉神經痛，歸屬神經科疾病，是國際公認的疑難雜症之一，一般治療較為棘手，針灸治療本病有著巨大的優勢。

中醫認為本病的發生多由心火內蘊，腠理開泄，風邪乘

虛侵襲，客於手足三陽之經絡而致。可見本病從經絡學來看主要以手足陽經為主，其中又主要以陽明經為主。

【特效用穴】

太陽穴（點刺出血）；側三里穴、側下三里穴；足三重穴；木斗穴、木留穴；大白穴、腕順一穴。

【臨床運用及說明】

本病在西醫學中根據發病的原因分為原發性和繼發性兩種，原發性針灸治療療效明顯，若能辨證準確，用穴合理，多有立竿見影之效，但對於繼發性原因所致的患者，治療較為棘手，往往反覆發作。

在董氏奇穴中以側三里穴、側下三里穴用之最廣，筆者在臨床中以此穴組也治療過多例相關患者，為提高治療效果，筆者一般多配合火針或刺血療法。一般來針灸的患者，多是經過多種方法治療無效而來的，或者是病情較為頑固的患者，因此僅用毫針治療有時難以奏效，故多配合火針局部點刺，或在患處及太陽穴處刺血，再以毫針針刺，這樣治療效果更為滿意，既能速見其效，又能較快地治癒。面部有三大疾病：面痛、面癱及面肌痙攣，這三種疾病是面部常見病，且均是針灸的優勢病種，在董氏奇穴治療中各有相關穴位運用，面痛以側三里穴、側下三里穴為常用，面癱以足三重穴為常用，面肌痙攣以三泉穴為常用的用穴思路。

木斗穴與木留穴就所處的位置來看，應在足陽明胃經，名為「木」，而應風，面部則為陽明經主治範圍，其病因多因風邪客居面部，故用本穴既能調理陽明之氣血，又能祛風，所以本穴治療本病就有確實的功效，木斗穴常與木留穴倒馬針用，也是筆者治療本病常用的一組穴位。足三重穴理

論非常明確，而是以活血化瘀為用，對於瘀滯明顯的患者本穴組則是對症地治療。大白穴近於三間穴，三間穴為手陽明經之穴，本穴是五輸穴之輸穴，「輸主體重節痛」，所以用之有效，楊維杰醫師由此還發展出了用大白穴配腕順一穴的特效穴組治療三叉神經痛，取用原理皆是根據傳統針灸經絡理論發揮而出，二穴分別與傳統針灸的三間、後谿穴相近，所以傳統針灸中就以此二穴為用，並名為「叉痛楊二針」。

筆者在傳統針灸中則以聽宮、合谷、天樞穴最為常用，臨床也取得了顯著療效，聽宮穴為手太陽小腸經之穴，並是手足少陽之交會穴，具有祛風行血之效，對三叉神經痛具有很好的止痛作用，天樞穴為足陽明胃經之穴，並是大腸腑之腹募穴，腹募穴是臟腑精氣會聚於腹部的穴位，因此本穴具有通調腸腑，使腑氣通暢，氣血得行，有效改善陽明經之氣血，故而能夠起到根本的治療作用，合谷穴是止痛效穴，對面部疾病有特效，自古有「面口合谷收」之用。所以此三穴對三叉神經痛有很好的療效。

筆者喜歡針灸的一個重要原因也與三叉神經痛這個病有關，關於這個具體感悟過程，筆者在拙作《針灸特定穴臨床實用精解》一書中曾有詳細的介紹。筆者在臨床中以針灸方法曾治療過多例本病患者，取得了非常好的治療效果，在所治的患者中有長達十餘年未能治癒之病患，有年齡高達 80 歲之患者，有發作後 1 週不能喝水、吃飯的患者，這些棘手的患者筆者以針灸治療均取得了顯著療效。

三、面　癱

面癱是以口、眼向一側喎斜為主要表現的病症，又俗稱

為「口眼喎斜」「吊線風」「卒口僻」。在西醫學中稱之為「面神經麻痺」或「面神經炎」，主要指的是周圍性面神經麻痺，最常見於貝爾麻痺，這一類型一般較為好治，若治療及時正確，見效非常迅速，還有少部分為亨特氏面癱，本型主要病因是病毒而致，這一類型治療相對較為緩慢，多為難治性面癱，治療時間多較長。

中醫學認為，本病多由正氣不足，脈絡空虛，外邪乘虛而入，以致陽明、太陽之脈經氣阻滯，氣血運行不暢，經筋受病而致口眼喎斜。

本病是針灸臨床中的常見疾病，這說明本病針灸治療已得到了大家的公認，從治療療效來看，確實是針灸的優勢病種之一。

【特效用穴】

四花外穴（點刺出血）；足三重穴（點刺出血或毫針治療）；側三里穴、側下三里穴；三泉穴（下泉穴、中泉穴、上泉穴）；中九里穴；靈骨穴。

【臨床運用及說明】

首先是四花外穴點刺放血，面癱疾病刺血治療非常有效，是本病的優勢方法，刺血方法治療本病在民間也廣為運用。筆者的家鄉就有一個祖傳刺血手法治療本病的民間高手，在口腔內刺血，是這名老者家族傳承下來的方法，在筆者還是孩童時代的時候就親眼見過他刺血治療本病，當時筆者是陪同大姐家外甥女去治療，那時筆者外甥女僅 2 週歲，這說明本病小兒也不可避免。楊維杰醫師也善於在此處刺血治療本病，所用或許也應是來源於民間傳承。

董氏奇穴刺血治療本病善於在四花外穴周圍的瘀絡用

之，四花外穴與四花中穴都是刺血的重要部位，並能夠治療多種疾病，如高血脂、高血壓、急性胃腸炎、哮喘等，尤其對側身各種疾病更有顯著療效，如偏頭痛、耳病、脅肋痛、肩臂痛、胸痛、外側（少陽經）的坐骨神經痛等。足三重穴位也是本病常用的刺血點，足三重穴位不僅可以刺血，也可以毫針治療，尤其對瘀血症狀明顯的患者，用本穴組活血化瘀有很好的功效，因此成為董氏奇穴治療本病常用的一組穴。另外側三里穴、側下三里穴，三泉穴（下泉穴、中泉穴、上泉穴），中九里穴也常用，三穴組其治療原理相近，皆在少陽經脈上，少陽經脈主風。

傳統針灸治療本病非常重視面部穴位，傳統針灸認為本病的發生與經筋失調有關，經筋病的治療原則「以痛為腧」，所以非常重視局部穴位的運用，如頰車、地倉、下關、顴髎穴等用之甚多，經筋病的治療方法是「番針劫刺」，因此筆者在局部常以火針治療，療效非常肯定，確實是值得臨床大力推廣的優勢方法，尤其對頑固不癒的患者。

筆者在傳統針灸遠端用穴則是以合谷、太衝穴最為常用，合谷穴為手陽明大腸經之原穴，氣血充盛，主氣，尤善於對面部疾病治療，耳熟能詳的「面口合谷收」就是經典的總結；太衝穴為足厥陰肝經之原穴，主血，足厥陰肝經「從目系下頰裡，環唇內」，與面部廣泛聯繫，在《百症賦》中有「太衝瀉唇喎以速癒」的經驗，這說明用太衝穴治療本病有著豐富的經驗。所以二穴氣血同調，療效非常好。

楊維杰醫師擅長用足三里、上巨虛穴治療，並名為「喎二針」，並主張在患側口腔黏膜點刺放血。

筆者治療本病一般先刺血，常在患側的口腔內瘀絡或耳

尖點刺放血，二穴可以交替運用，也可以同時運用。再用毫
針治療，毫針則以遠端與局部相結合的方法，先遠端取穴，
遠端以健側的足三重穴或側三里穴、側下三里穴（筆者多是
交替用穴），健側的靈骨穴，雙側的太衝穴，再加局部配
穴，局部用穴根據面癱的部位表現配用穴位。對於病程久、
頑固性患者，筆者常加用面部火針治療，而能起到立起沉痾
之效。

　　總而言之，針刺治療面癱是非常優勢的方法，但在治療
時應注意幾個方面，方能提高臨床療效並能預防意外。第
一，本病治療越早越好，若是超過 1 個月以上，往往會留有
後遺症，所以得病之後需要及時治療；第二，是在發病的初
期（1 週內），局部穴位一定注意針刺的深度，不可過深，
過深反而引邪入內，不利於疾病的恢復。

　　當疾病超過 7 天之後，局部穴位針刺時要注意適當加強
深度；本病早期慎用電針，過早地用電針，特別是高強度的
電針，容易導致面肌痙攣的發生，這些細節問題在臨床時必
須注意，否則會適得其反，影響治療效果。

四、面肌痙攣

　　面肌痙攣又稱面肌抽搐，是以陣發性、不規則的一側面
部肌肉不自主抽搐為特點的疾病。本病一般多發於一側，當
說話、緊張時誘發或加重，睡眠後停止發作。初起多從眼瞼
開始，逐漸擴散到同側面部、口角等，痙攣範圍不超過面神
經支配區。本病在中醫學中稱為「面風」「筋惕肉」，其發
生常與外邪侵入、正氣不足等因素有關。

　　目前對本病尚無特效的方法，針灸治療療效多較滿意，

但是對病程較長的患者治療較為棘手，常需要較長的時間。晚期患者常出現肌無力、肌萎縮和肌癱瘓。

【特效用穴】

三泉穴（下泉穴、中泉穴、上泉穴）；側三里穴、側下三里穴；中九里穴；足駟馬穴（駟馬中穴、上穴、下穴）。

【臨床運用及說明】

西醫對本病的病因尚不明確，因此治療棘手，往往使患者纏綿難癒。透過臨床實踐治療來看，本病早期治療療效較好，發病時間越短效果越好，隨著病程的延長，大大增加了治療難度。

筆者在臨床所治療的這類患者，多數都是久病患者，最短的患者也在 1 年以上的病程，病程長達 10 年、20 年、30 年以上的患者不乏少數，這說明本病一般治療方法多不理想，故才纏綿難癒，因此也就大大地增加了治療難度，治療時間一般來說都比較漫長，且療效不穩定，容易復發。

董氏奇穴治療本病則以三泉穴最為常用，是董師治療本病所常用之穴，為本病的特效穴組，筆者也常用之，臨床僅以健側取穴。筆者在臨床常以三泉穴（下泉穴、中泉穴、上泉穴）與側三里穴、側下三里穴交替用穴，因為本病多數治療時程較長，所以長期用一組穴位會導致穴位的疲勞，這樣交替用穴比單純用一穴組療效高而且還能減輕痛苦。

在傳統針灸中筆者以合谷、太衝、後谿透勞宮最為常用，後谿透勞宮用患側穴位，具有特效作用。後谿穴通督脈，督脈入腦，故後谿穴有鎮靜作用，勞宮穴為心包經之穴，當後谿透向勞宮時更加強了鎮靜的作用。

記得 5 年前，筆者曾治療一名老年男性患者，患有面肌

痙攣 3 年多，就診時由於患者比較緊張，痙攣非常明顯，當一針後谿透勞宮之後，痙攣症狀即明顯緩解，患者非常震驚，由此大大增強了治療信心。筆者以本穴為主穴共為患者治療 12 次而痊癒，至今未見復發。開四關有鎮靜和解痙的作用，所以對本病非常適宜。對於頑固性患者，可以配合其他療法，一是在面部痙攣中心點點刺放血，二是在痙攣中心點細火針點刺，則能明顯提高療效。

五、口噤不開（顳下頜關節功能紊亂綜合徵）

顳下頜關節是人體活動頻繁且具有重要生理功能的關節之一，因此常會導致關節的紊亂而出現症狀，主要因外傷、勞損、寒冷刺激或周圍組織炎症波及等因素導致咀嚼肌疲勞、炎症反應或顳下頜關節各組成結構之間運動失常而引起的疼痛、彈響、肌肉痠痛、張口受限等症狀為表現的病症。病程一般較長，經常反覆發作，嚴重者可伴有耳鳴、聽覺障礙、頭暈、頭痛等症狀。

本病屬於中醫學中的「口噤不開」「頜痛」「頰痛」，俗稱為「張口不靈」。本病的發生多與外感風寒、外傷經筋等因素有關，以致顳下頜部氣血運行不暢，經脈受阻，氣血瘀滯脈絡，顳下頜關節失於濡養而發生。

【特效用穴】

太陽穴（點刺出血）；火主穴或火硬穴；四花上穴；靈骨穴；門金穴。

【臨床運用及說明】

記得在 8 年前，筆者被邀約到一個針灸培訓學校去講課，當到達這個學校的治療室時，恰巧有一個學生因本病將

要行針刺治療。患者是一名女生，張口受限已經幾月有餘，曾口服藥物及膏藥等其他療法治療無效，在本校已針灸 1 週多了，但卻沒有什麼效果，適逢再次針灸治療時，筆者到達診室，將要開始操作的老師一定推讓給筆者來針刺，於是筆者就在靈骨穴和火主穴各扎了一針，得氣之後，邊捻轉針，邊囑患者逐漸張口，幾分鐘後張口幅度明顯增大，疼痛也明顯緩解。因此無論患者還是其他學員均歎服其療效，在場的學員瞭解了筆者所用的是董氏奇穴穴位，對此都極為感興趣，之後大部分學員跟隨筆者學習了董氏奇穴。

筆者曾以靈骨穴、火主穴治療多例相關患者，均取得了顯著療效。二穴均是貼骨進針，顳頜關節紊亂為骨病，以骨治骨，這是取效的理由之一；火主穴所處的位置與太衝穴相近，在足厥陰肝經上，足厥陰肝經「從目系，下頰裡，環唇內」，與經絡在面部分佈關係密切，又肝主筋，所以火主穴對本病自然就有效了；靈骨穴在手陽明大腸經脈上，手陽明多氣多血，面部又為手足陽明經脈之所行，根據經絡理論用之是自然之理，董氏奇穴靈骨穴具有溫陽補氣的功效，有效地調節面部氣血。因此，靈骨穴與火主穴就是筆者治療本病的最常用穴位。火硬穴對本病的治療也是董氏原著中所載的主治功能之一，四花上穴在足陽明經脈上，用之還是陽明經脈圍繞面頰部所行之理，又陽明經脈多氣多血的原因，所以四花上穴也非常有效。

楊維杰醫師有以門金穴治療本病的特效經驗，並配火主穴左右交替用針，言之作用特效，並稱之為「顳二針」。傳統針灸治療本病筆者則以下關穴配解谿最為常用，解谿穴為足陽明胃經之經穴，陽明脈絡通暢，氣血充養筋脈，筋脈得

養則動作如常，解谿穴的運用與楊維杰醫師用門金穴的理論相同。

　　本病的刺血筆者以局部患處或是患側太陽穴最為常用，對久病者常加用患處的刺血療法，確能提高臨床療效。還應當注意平時的調護，在治療期間或治癒後，囑患者注意其誘發因素，避免過度張口和咀嚼硬物而造成關節損傷，糾正不良咀嚼習慣，以防止肌肉韌帶的損傷，避免風寒，對鞏固療效、防止復發極為重要。

第二節　頸肩部病症

一、落　枕

　　落枕又稱「失枕」，是一種常見病，多發於青壯年，以冬春季多見。落枕的發生主要是睡眠時枕頭高低不適，姿勢不良，或頸肩部感受風寒，引起頸肩部一側軟組織痙攣疼痛，活動受限的病症。一般於晨起時發現，感覺頸項部疼痛，脖子不能前後俯仰或左右轉動。

　　基本病機是經筋受損，筋絡拘急，氣血阻滯不通。本病主要與督脈、手足太陽和足少陽經密切相關。

【特效用穴】

正筋穴、正宗穴；重子穴、重仙穴；火菊穴；中白穴。

【臨床運用及說明】

　　本病雖然能不治自癒，但發病後給患者帶來了一定的痛苦與不便，一般的治療方法沒有針灸作用效速，若處理得當，一般經 1 次或 2 次的治療即可痊癒，是針灸優勢病種之

一，因其療效卓著，在針灸臨床中十分常見。本病無論傳統針灸還是董氏奇穴的治療均有顯著療效。

董氏奇穴中正筋、正宗穴是治療本病的主穴，也是筆者所常用之穴，對傷及頸項部兩筋的效果良好，其治療作用與經絡有關，二穴所處的位置在足太陽經脈上，足太陽經脈行於頸上，「還出別下項」，故是經絡所行。二穴處在足後跟筋上，根據「以筋治筋」的理論也極為合拍，可見正筋、正宗穴對本病的治療無論在理論上還是療效上都極為可靠。但對牽及肩部的時候，傷及面積較大，此時當用重子穴配重仙穴療效好，重子穴偏於治療肩痛，重仙穴偏於治療頸痛，二穴倒馬針故對牽及面積較大的頸肩痛有特效。

火菊穴治療本病是董師原著中的基本作用，主要用於慢性損傷者，尤其對頸部酸脹不適，左右活動受限的時候效果好。總之，筆者在臨床每遇落枕患者，總首先考慮到正筋穴、正宗穴，或用重子穴、重仙穴。

筆者在傳統針灸治療本病常以後谿穴、束骨穴或懸鐘穴最為常用，其療效仍然顯著。後項部有三條經脈所過，分別是手足太陽經和督脈，傷及正中線的為督脈病，當離開督脈，但距離後正中線較近，甚至牽及後頭或項背部，屬足太陽經；如果傷及的症狀在頸項部後外側，距離正中線稍遠，甚至牽及耳後及肩胛者，屬手太陽經。

由於手足太陽經落枕有別，所以《靈樞·雜病》言：「項痛不可以俯仰，刺足太陽；不可以顧，刺手太陽也。」後谿穴為手太陽之輸穴，束骨穴為足太陽之輸穴，二穴均為輸穴，根據「輸主體重節痛」的理論，二穴分別應對於不可俯仰和不可以顧。後谿穴又為八脈交會穴之一，通於督脈，

所以後谿穴還能治療病在督脈者，所以只要是後項部的落枕，不管是在督脈或在太陽經，後谿穴都是特效穴。

若當疼痛點在側頸部時，其經脈應在少陽經上，所以此時應選用少陽經脈的穴位，臨床以懸鐘穴為最常用的穴位，是臨床治療落枕的特效穴，筆者也曾以懸鐘穴治療數例相關患者，確實能起到針到病解的功效。

二、頸椎病

頸椎病屬於中醫學中的「項痹」「項強」，是指頸椎間盤退行性病變及頸椎骨質增生，刺激或壓迫了鄰近的脊髓、神經根、血管及交感神經，並由此產生頸、肩、上肢一系列表現的疾病，稱為頸椎骨性關節病，簡稱頸椎病。西醫臨床根據發病原理和臨床表現分為六型，即頸型、神經根型、脊髓型、椎動脈型、交感型和混合型。

本病的發生是因長期低頭工作、年老正虛、經氣不利等所致，以項部經常疼痛麻木，連及頭、肩、上肢，並可伴有眩暈等為主要表現的綜合徵。中醫學認為六淫外感、勞倦內傷、外傷跌仆、稟賦不足等皆可導致頸項部氣血運行受阻，血液留滯於脈外或停滯於脈中，氣滯血瘀，或筋脈失養，導致本病。近些年，由於電腦工作的普及，手機的廣泛運用，本病的發生十分普遍，已經成為時下嚴重影響人類健康的一大因素，這當引起每個人的注意，合理的工作，杜絕不必要的電腦、手機操作，減少頸項部疲勞的發生。

針灸對本病治療有著極大的優勢，具有見效快、療效高、無副作用等優勢，是目前治療本病的優勢方法，值得臨床推廣運用。

【特效用穴】

正筋穴、正宗穴；肺心穴；腎關穴；四花上穴；火菊穴；後椎穴、首英穴；富頂穴、後枝穴。

【臨床運用及說明】

頸椎病已成為時下常見病，在針灸臨床中十分常見，筆者在工作中幾乎每日都會見到因頸椎病來診的患者，經由針灸處理，既能有立竿見影的效果，也有長期穩定的療效。筆者在臨床治療頸椎病第一要做的就是注重刺血，常在大椎穴、委中穴以及曲陵穴上刺血，對改善症狀可有血出立效的作用。然後再根據患者症狀選取相應穴位毫針治療，對頸項僵硬、拘急不適的患者最常取用正筋穴、正宗穴與肺心穴；患者因項部痠痛、眩暈明顯的常以火菊穴、腎關穴、富頂穴、後肢穴為常用；患者若以四肢麻木為主要表現時，常以火菊穴、四花上穴、腎關穴為主穴。

在董師原著中有富頂穴、後枝穴兩穴同時下針可治療頸頭部疼痛、扭轉不靈的臨床運用，就其這一部位穴位對應來看，二穴應對應頭項部，其治療作用有頭暈、頭痛，所以二穴主要用於因頸椎病所導致的眩暈，由臨床運用看，也確實驗證了這一功效性。後椎穴與首英穴也在這一部位，就二穴所在的部位應對應頸胸椎，在原著中的作用功效是脊椎骨脫臼、脊椎骨脹痛，筆者將其用於頸椎病的治療，獲得了顯著效果。二穴所處的位置應在三焦經上，三焦通行諸氣，其穴緊貼骨進針，根據「以骨應骨」的原理，所以對於頸椎的治療就具有特效，二穴倒馬針同用可起到協同之效。

中醫學認為，頸椎病病在骨筋，本為腎虛。從經絡辨證來看，主要與督脈、腎經和膀胱經有關，因此臨床用穴主要

從這幾條經脈中選穴，傳統針灸筆者最常取用的是後谿、束骨、崑崙、懸鐘幾穴，至今也是筆者在臨床上常用的穴位。當患者頸項部症狀非常明顯時，也常取用頸項部夾脊穴來改善頸項部的疲勞，雖然是局部用穴，但對改善患者症狀療效確實，尤其對頸項部兩筋脹痛者效果明顯，值得重視。

三、痙攣性斜頸

痙攣性斜頸是肌張力障礙疾病的一種，是指原發性頸部肌肉不隨意收縮引起的頭頸扭轉和轉動為表現的症候群，侷限於頸部肌肉。由於頸部肌肉間斷或持續不自主地收縮，導致了頭頸部扭曲、歪斜、姿勢異常。發病以中青年為多見，其西醫學中病因難以明確，目前多數認為精神因素對症狀發作影響很大。西醫藥物治療作用低，一般採用肉毒素等藥物治療，或以手術治療，但效果不理想。針灸對此有較好的療效，屬於中醫「傷筋」「痙證」範疇，歸為筋攣。

中醫認為本病的發生多是因外傷導致經脈壅阻、氣血運行不暢，或頸部陰血虧少，筋肉失於濡養而致。

【特效用穴】

中白穴；重子穴、重仙穴；肺心穴；正筋穴、正宗穴。

【臨床運用及說明】

頸部姿勢異常與手足少陽經有重要的關係，中白穴所處的位置在手少陽經脈上，並近於輸穴中渚穴，疏調手少陽之氣血，補氣理三焦的作用甚強，所以能夠有效地解除痙攣，達到止痺痛的作用；肺心穴在中指節，對應脊椎，為中央之中央，故對頸椎部位病變有針對性地處理；重仙穴、重子穴為頸肩部特效穴組，重仙穴對應於頸部，重子穴對應於肩

部，二穴解痙作用非常強大，重仙穴對本病有很好的功效，
用之則有立竿見影的效果。

四、肩周炎

肩周炎是以肩關節疼痛和活動不便為主要症狀的常見病
症，是針灸臨床常見病，也是針灸的優勢病種之一。中醫根
據病因及臨床表現有多個病名，若在 50 歲左右發病的患
者，被稱為「五十肩」，因受風寒而致的被稱為「漏肩
風」，因肩部功能受限，影響肩部抬舉的被稱為「肩凝症」
或「凍結肩」。

這些病名更符合臨床辨證診斷，對臨床的診斷與治療有
指導作用。臨床表現以發病時間的長短而有不同，初期以疼
痛為主，一般可有固定壓痛反應，多為日輕夜重的表現，隨
著病情的進一步發展，疼痛程度反而減輕，可逐漸出現功能
障礙，影響活動，日久不癒者，可致肩部肌肉萎縮。

肩周炎的發生常與體虛、勞損及風寒侵襲肩部等因素有
關。病位在肩部筋肉，與手三陽、手太陰密切相關。基本病
機是肩部經絡不通或筋肉失於氣血溫煦和濡養。

【特效用穴】

四花上穴、四花中穴；天皇穴、腎關穴；肩中穴；中九
里穴；曲陵穴；足千金穴、足五金穴。

【臨床運用及說明】

若是有效地治療肩周炎，就必須明確肩周炎的病因與病
機，這與我們的治療有直接關係。多數醫家皆認為肩周炎為
純實證，其實並不然，其病性多是本虛標實證，這是非常關
鍵的一點，虛為本，標為實，明白了這一點就明確了為什麼

50 歲左右的人容易得肩周炎了，這是因為這個年齡容易出現肝腎陰虛和陽明氣虛，故而造成了發病的內因，所以也就明確了我們在治療五十肩時為何取用足陽明胃經的條口、中平、解谿、衝陽等穴有特殊的療效。因為足陽明胃經為多氣多血之經，其陽氣在六陽經中是最盛的經脈。《素問‧陰陽應象大論篇》言：「陽氣者，精則養神，柔則養筋。」這說明人在 50 歲左右，肝腎陰虛，筋失所養；陽明氣虛，筋失溫煦，故而會出現肩部的不榮則痛和活動障礙，由此可見，肝腎陰虛和陽明氣虛是肩周炎發病的內在病機。

在董氏奇穴治療肩周炎的運用中仍然沒有離開這一理論，四花上穴、四花中穴在足陽明胃經上，其運用就如同傳統針灸的條口、中平這些穴位，二穴倒馬並用，有效地提高了治療功效，筆者在臨床見肩周炎患者氣血不足明顯時，常以此二穴調理。天皇穴與腎關穴均是調補腎氣的要穴，肩痛常因年老氣血不足、筋骨失養而致，用於肩背痛是否以調補腎氣發揮功效呢？

董師在治療肩痛時常取用天皇穴治療，楊維杰醫師發揮出了用腎關穴治療肩臂抬舉受限的患者，臨床多以天皇穴與腎關穴倒馬並用，可用於頸、肩、背部位的疼痛，具有很好的療效。中九里穴與傳統針灸風市穴相符，風市者，風之市，治風之力尤強，肩周炎之外因與風邪關係最為密切，因此用中九里穴對治療因風邪而致的患者是首選穴位，常配七里穴為倒馬針，效果更佳。賴金雄醫師在臨床發揮出了上九里穴配肩中穴治療肩關節痛而活動受限的患者。

足千金穴、足五金穴治療肩及背痛是董師原著中的主治作用，並主張二穴倒馬運用。楊維杰醫師對此發揮出二穴治

療肩臂不能側伸及後伸的臨床運用，或者腎關穴與足千金穴、足五金穴配用治療肩臂抬舉困難，凡肩臂抬舉困難、活動受限者可首先應用這一組穴。用本組穴治療肩臂抬舉困難者有著確實的功效，且有立竿見影之效。

筆者在治療肩周炎中非常重視刺血的運用，刺血點一般要由循經按壓找到最痛點或是牽掣點（抬舉受限者），在此處刺血之後再拔火罐，可有事半功倍之效，對於風寒濕痺明顯的患者，也常在阿是穴火針治療。在傳統針灸中筆者最常取用條口透承山、陽陵泉、後谿穴、三間穴、中渚穴幾穴。後谿穴、三間穴、中渚穴分別為手三陽經之輸穴，「輸主體重節痛」，當辨明病在何經，就取用何經之輸穴。條口穴主要用於陽明氣血不足之五十肩，尤其累及多條經脈時常取用本穴，針刺一定要深，透達承山，故在臨床有條山穴之稱。陽陵泉穴為八會之筋會，可通治一切筋病，肩周炎則為筋病，所以任何經脈之肩周炎皆可取用本穴。

五、頸肩痛

頸肩痛是因頸部疾病並牽及肩部疼痛，或因肩部疾病牽及頸項痛，是頸肩部綜合徵，這種現象在臨床中也十分常見，可見於落枕、頸椎病、肩周炎等疾病中，主要屬於勞損性疾病，也有外傷而致，導致頸肩部氣血痺阻，經脈不通而致。一般方法處理較為棘手，常纏綿難癒，針灸處理有較好的作用，若能正確用穴，也多有立竿見影之效。

【特效用穴】

正筋穴、正宗穴；腕順一穴、腕順二穴配中白穴；四花上穴、腎關穴；重子穴、重仙穴；天皇穴。

【臨床運用及説明】

頸肩痛這一病症在臨床中較為常見，傳統針灸主要從局部用穴處理，局部取穴往往較多，筆者在傳統針灸中毫針處理主要以塔形斜刺法針刺，或是以刃針鬆解勞損的肌肉，這種方法比較迅速。

董氏奇穴在這一方面處理主要是遠端用穴，具有取穴少的優勢特點。如果是急性發病，疼痛症狀明顯，重子穴、重仙穴則為首選，具有很好的作用，二穴對頸肩痛都有治療功效，重子穴對肩痛更有效，重仙穴對頸痛作用更顯著，二穴合用頸肩痛故有特效；正筋穴、正宗穴對頸項兩筋痛牽及背部豎脊肌最為有效，正筋穴在太極全息對應頸部，對頸部病非常好，二穴又在跟腱上，以筋治筋，若是此症狀明顯時二穴為首選穴；腎關穴從全息對應來看，對應的是頸肩部，故用之具有特效，配四花上穴改善頸肩部氣血，療效更強，一般健側針腎關穴，患側用四花上穴，是治療頸肩痛非常不錯的一組穴。

筆者還經常用腕順一穴、腕順二穴配中白穴來處理，也具有很好的療效，頸部多是膀胱經的問題，二穴從經脈來看，在小腸經脈上，小腸與膀胱同名經，「同名經同氣相求」，又肩部疼痛多是小腸經的問題，二穴用之治肩部痛當然就能甚效，所以頸肩痛二穴皆能處理，肩部若不是小腸的問題就是少陽的問題，所以常加用中白穴解決。

六、肩胛痛

肩胛痛在許多肩胛部組織損傷的疾病中都可以出現，如肩胛肋骨綜合徵、彈響肩胛、背闊肌肌膜炎、岡上肌肌腱炎

等。導致本病的因素較多，但主要是由於過勞或長期保持某一個姿勢，使肩胛部肌肉勞損，局部氣血受限，風寒濕邪外侵，經絡阻滯，氣血運行不暢；或活動不慎，損傷肩胛部筋骨，使脈絡不通，氣血瘀滯，故而導致疼痛。

【特效用穴】

心膝穴；重子穴、重仙穴；外三關穴。

【臨床運用及說明】

肩胛骨處包括斜方肌、肩胛提肌、背闊肌、小圓肌、大圓肌、肩胛下肌等，所以此處疼痛較為複雜，筆者在臨床以重子穴、重仙穴用之最多，二穴對頸椎、肩部、背部有著廣泛的作用，是頸肩背痛的特效針，處理這一部位的疼痛非常對症，具有確切的療效；心膝穴治療肩胛部位疼痛是本穴的主治功效，董師言本穴治療膝蓋痛和肩胛痛，筆者在臨床也常用之；外三關穴是治療肩背痛的特效針，尤其對伴有酸麻無力症狀時有特效。

第三節　上下肢部病症

一、上肢部病症

（一）手指痛

手指痛在臨床中極為常見，一是由跌打損傷、扭拉傷而致；二是風寒濕痺而致，如風濕、類風濕性疾病；三是慢性勞損及退行性變而致，在西醫學中被稱為無菌性炎症和退行性改變。中醫認為外傷筋骨、勞傷筋膜或年老虧虛，風寒入絡，血不榮筋，筋骨失養而致本病的發生。

【特效用穴】

五虎一穴；腎關穴；人士穴；四花中穴；木留穴；側三里穴、側下三里穴；曲陵穴。

【臨床運用及說明】

導致手指痛的原因有很多，小到輕微的扭挫，重到全身性嚴重疾病，如類風濕等自身免疫系統疾病，都會導致手指痛的症狀，因此臨床治療較為複雜，在這裡所言的手指痛主要針對手指一些自身因素而致的，如外傷、勞損以及感受風寒之邪。這些問題看似非常簡單，但臨床處理較為棘手，一般治療沒有理想的方法，針灸治療就是極為有效的方法。

董氏奇穴在手指痛的處理上更為簡單而速效，多能立竿見影。還記得筆者 7 年前被邀約到一所針灸學校去講針灸治療課，在上課前有一名學生因無名原因的食指疼痛諮詢，疼痛已有月餘，曾用過多種方法處理，但一直未效，想尋求處理，筆者即從背包裡取出針具（按：筆者只要外出隨身必帶針具），在其健側針了五虎一穴、五虎二穴，然後讓其活動患指，被針刺者反覆活動後，非常驚訝地說，老師您的水準真高，就兩針下去怎麼活動也不痛了呢？我對這個學員言道：這不是我的水準高，而是董氏奇穴的功勞。由此馬上引起了在座所有學生的興趣，接下來這堂課學生也就自然聽得特別認真，激發了他們對針灸的濃厚興趣。雖然當時給他們僅講了幾天課，但這些學生至今都和筆者保持著聯繫。

其實這就是五虎穴的功效，筆者曾以五虎穴治療多例各種原因的手指痛、足趾痛、足背痛、足跟痛等相關患者，確能起到立竿見影之效。五虎一穴常配用五虎二穴為倒馬針加強作用療效，一般用健側穴位，若是多個手指痛或手指痛的

時間長了，也可以加用患側的五虎穴，在針刺的情況先針健側的穴位，再針患側的穴位，起針時，先起掉患側的穴位。曲陵穴也有很好的作用，用患側的穴位，以強刺激瀉法為用，本穴不僅對手指痛有效，而且對手指拘攣不伸或手抽筋也具有特效的作用，曲陵穴就是傳統針灸的尺澤穴，尺澤穴自古就是治療筋骨病的特效穴，歌賦有「尺澤能醫筋拘攣」「尺澤能舒筋骨疼」「筋急不開手難伸，尺澤從來要認真」等記載，均以患側用穴、瀉法，用於手指痛、手抽筋、手拘攣。對於多個手指痛的情況筆者常以腎關穴為用，這種配穴運用，不但治療一般的手指痛，而且對非常複雜的類風濕等而致的手指痛也能起到很好的調治作用。

其次筆者常用的就是人士穴，在三士穴中只有本穴能治四肢痛，在針刺時深度宜淺，針深 0.5 寸即可。海豹穴在董師原著中的作用是治療大指及食指痛，其治療原理為對應思想運用，但筆者較少用。四花中穴作用於食指痛，食指為手陽明大腸經，四花中穴在足陽明胃經，同名經的運用。木留穴用於中指痛的治療，木留穴在足的第 3、4 趾之間，則是根據對應之原理運用，臨床療效較佳。

傳統針灸治療手指痛多在局部用穴，筆者在過去臨床治療多以火針或刺血運用，對於病程長而頑固的患者，仍然常配用火針或刺血。

（二）手指麻

手指麻就是指手指麻木，常伴有針刺感和蟻行感，是一種常見的症狀，導致麻木的原因非常複雜。如西醫中的末梢神經炎、腕管綜合徵、雷諾綜合徵、頸椎病、心腦血管疾病等，都可以導致麻的症狀出現。西醫學中認為常由支配手

部的神經功能損害或是末梢血液循環障礙引起，嚴重者可伴有手部肌肉萎縮。中醫認為風寒之邪或氣血虧虛導致四肢氣血不通、氣滯血瘀，不能溫煦四末，故成麻木。

【特效用穴】

雙鳳穴（點刺出血）；腎關穴、火菊穴；木斗穴、木留穴；五虎一穴；光明穴；通關穴、通山穴；靈骨穴；側三里穴、側下三里穴。

【臨床運用及說明】

麻木的原因非常複雜，目前則以頸椎病而致的最為多見，針對麻木的處理，董氏奇穴有諸多的穴位可以調理，在處方用穴中也列舉了較多的穴位，這些諸多穴位就是應對於不同的情況，臨床應根據麻木的具體情況用穴。雙鳳穴其主治就以手腳疼痛麻木為主，自大椎骨以下第 2 與第 3 脊椎骨間，向左右各橫開 1.5 寸之火鳳穴起，每下 1 寸一穴，共 7 穴點。臨床主要以點刺出血為用，每次出血 3～5mL 即可，每週 2 次，以患側用穴，每次可每隔一穴點刺，雙側麻木雙側都用。主要用於血瘀而致的麻木。傳統針灸刺血則以經外奇穴十宣穴為用，在麻木的手指十宣穴刺血。治療手發麻是火菊穴的主要功效之一，具有很好的療效，不僅可以治療手指麻，對手臂麻木也非常有效，其穴在脾經，接近公孫穴，公孫通衝脈，脾主肌肉四肢，衝為血海，所以能治療四肢麻木，筆者在臨床中常配以腎關穴同用，腎關穴治療兩手麻木或疼痛均有特效，火菊穴與腎關穴合用可有顯著的療效，二穴有協同的功效，尤其對頑麻久痺更有顯著療效。

五虎一穴治療手指疾病是基本主治，用於一切的手指麻木疼痛，一般配五虎二穴；木斗穴、木留穴能調氣血，不但

對手指麻木有效，而且還可以治療全身的麻木疾病；通關穴、通山穴作用於心，調整血液循環的作用甚好，用於血液循環障礙而致的麻木是對症治療；靈骨穴具有很強的溫陽補氣作用，本穴對虛證麻木有殊效；光明穴與傳統針灸的復溜穴相符，復溜穴為腎經母穴，依五行原理能生水潤木，所以治療四肢麻木有顯著的療效，臨床配合腎關穴治療更佳。

在傳統針灸中筆者針對不同手指的麻木有針對性地處理，小指麻木常用後谿穴，無名指麻木常取用中渚穴，中指麻木常取內關穴，食指與拇指的麻木取用合谷穴，多個手指麻木取用外關穴治療。

（三）腱鞘炎

腱鞘炎又稱「扳機指」「彈響指」「腕勞」。腱鞘就是套在肌腱外面的雙層套管樣密閉的滑膜管，是保護肌腱的滑液鞘。它分兩層包繞著肌腱，兩層之間一空腔即滑液腔，內有腱鞘滑液。內層與肌腱緊密相貼，外層襯於腱纖維鞘裡面，共同與骨面結合，具有固定、保護和潤滑肌腱，使其免受摩擦或壓迫的作用。

肌腱長期反覆過度摩擦，即可發生肌腱和腱鞘的損傷性炎症，引起充血、腫脹、增生而致腱鞘狹窄，壓迫肌腱，手指屈伸受到限制，屈指或伸指因疼痛難忍而停留於半屈曲狀態，不能伸屈，此時可出現扳機跳動感，且有彈響。

中醫學認為本病乃勞損傷筋，筋脈受阻，使局部氣血運行不暢所致。多見於家庭婦女、輕工業工人及反覆使用手指勞作的人。

【特效用穴】

五虎一穴；腎關穴、四肢穴；曲陵穴。

【臨床運用及說明】

五虎一穴從全息相應來看，對應於手指，治療手指的麻木疼痛皆有效，常加配五虎二穴倒馬運用加強療效，重者兩側穴位都取，先針健側，再針患側；四肢穴在人皇穴上 1寸，其穴在脾經上，脾主四肢，因此能治療四肢疼痛麻木，四肢穴若與腎關穴倒馬運用對四肢肩背疼痛麻木有俱佳的療效；曲陵穴與傳統針灸之尺澤穴完全相符，本穴是歷代治療筋骨病的要穴，正如歌賦所言「尺澤能醫筋拘攣」「尺澤能舒筋骨疼」，所以用之有效，本穴則取用患側穴位運用。

傳統針灸筆者常用陽陵泉穴或外關穴，陽陵泉為筋會，本病為筋之病，所以用之有效。外關穴是少陽經之絡穴，又是八脈交會穴之一，不但可以溝通表裡陰陽兩經，而且可由陽維脈聯絡全身諸陽經。早在《針灸大成・手少陽經主治》中記載：外關穴「主耳聾，渾渾焞焞無聞，五指盡痛，不能握物」。筆者在傳統針灸中也常配合阿是穴點火針或浮針治療，更具有速效，若與董氏奇穴合用多能立竿見影。

（四）手腕痛

手腕痛是臨床常見的病症，多是因跌仆損傷或因慢性勞損而致，可見於西醫中的腕關節扭挫傷、腕管綜合徵、橈骨莖突狹窄性腱鞘炎、腕部尺神經管綜合徵等疾病。中醫學認為本病的發生多為筋脈關節受損或勞傷筋膜，風寒入絡，氣血壅滯不暢，血不榮筋，筋骨失養而致。目前尚無很有效的方法，針灸對此可以簡單而快速地解決。

【特效用穴】

水愈穴（點刺出血）；四肢穴、腎關穴或人皇穴；側三里穴、側下三里穴；足三重穴；水曲穴；上白穴；五虎一

穴。

【臨床運用及說明】

手腕痛一般處理仍然很難達到滿意的療效，針灸處理則具有獨特的優勢，董氏奇穴有諸多穴位能夠對應處理。

董師所著的《董氏正經奇穴學》中有水愈穴可以治療，在主治中明確提出用於治療手腕手背痛，以刺血為用，並以患側用穴，其記載中言「扎出黑血者治療手腕手背痛」，這說明水愈穴主要用於因瘀滯所致的疾病為主，可以再配用足三重穴毫針針刺，足三重穴重在活血化瘀，尤其是對跌仆損傷腫脹的患者。四肢穴在脾經經脈上，脾主肌肉四肢，其穴對應於手腕部，所以可以治療手腕痛，常配人皇穴或腎關穴為倒馬針加強療效。

水曲穴主要針對手腕無力而用，上白穴與五虎一穴用於橈側部位及陽明部位疼痛的患者，根據不同的疼痛部位對症用穴。側三里穴、側下三里穴用於整個手腕及小臂等部位的疼痛、麻木、酸脹，是小臂部位疾病的常用特效穴。

筆者在傳統針灸用穴主要以足部對應取穴的方法為用，如痛點在養老穴附近，就取用對側的申脈穴，以此類推，一般再均配用筋會陽陵泉穴，這種治療思路也收到非常好的治療效果，仍然有取穴少、療效高的優勢。對於頑固的患者，筆者也常配用痛點火針或浮針治療。

（五）前臂痛（下臂痛）

前臂痛是指自腕關節至肘關節部位發生的疼痛，也即下臂痛，其病因多為扭拉挫傷了經脈，血溢經外，導致這一部位瘀血阻滯，或勞損傷筋而致。針灸治療有比較好的療效，尤其是董氏奇穴針灸更有優勢。

【特效用穴】

雙河穴（點刺出血）；火串穴；人宗穴；花骨二穴；四肢穴；側三里穴、側下三里穴。

【臨床運用及說明】

董師治療前臂痛有諸多穴位選擇，首先是刺血的運用，刺血運用是選在後背部，這是董師治病的特色，瀉絡遠針，以腰臀部刺血治療上肢病，以背部刺血治療下肢病。

刺血治療用的是雙河穴，本穴組自第 14 椎旁開 3 寸起，每下一椎旁開 3 寸各 1 穴，計 6 穴，兩側合計 12 穴。刺血時以華巢穴為主，然後分別在華巢穴的上下各一穴點刺即可，以出黑血有效，出紅血無效。火串穴與人士穴治療前臂痛是各穴的基本主治，尤其是火串穴，有比較好的療效，均為健側用穴。花骨二穴治療前臂痛也是本穴的基本主治，能治療手指無力及手臂痛，但本穴在足底針刺不便，加之角質層較厚，針刺非常敏感，一般較少用，但在足底的花骨穴組治療某些疾病在束手無策時用之往往有意想不到的效果，這幾個穴組筆者在不同的疾病中均運用過，對頑固性患者可以合理對症運用。筆者治療前臂痛用之最多的則是側三里穴與側下三里穴，二穴處於小腿部，根據手足順對的原理，小腿與小臂相應，也正如小腿痛可以取小臂部的火腑海穴或手五金穴、手千金穴來治療一個道理。側三里與側下三里二穴在膽胃之間，具有疏調陽明之氣血和治風痰之病的作用，對手腕部及前臂痛有廣泛的作用，上下取穴。筆者在傳統針灸治療本病主要是以循經取穴或是同名經原理用穴。

（六）肘勞（網球肘）

肘勞是以肘部疼痛為主症的病症，屬於中醫學中的「傷

筋」「痺證」範疇，一般起病緩慢，常反覆發作，多見於從事旋轉前臂和屈伸肘關節的勞動者，如木工、鉗工、水電工、礦工及網球運動員等。

本病的病因主要為慢性勞損，前臂在反覆地做撐、拉、旋轉等動作時，可使肘部的筋脈慢性損傷，遷延日久，氣血阻滯，脈絡不通，不通則痛。本病病位主要在肘部手三陽經筋，故手三陽經筋受損是本病的主要病機。

西醫學中根據病變部位又可分為肱骨外上髁炎（俗稱網球肘）、肱骨內上髁炎（高爾夫球肘）和尺骨鷹嘴炎。無論外上髁炎還是內上髁炎在日常生活中均十分常見，尤其是外上髁炎（網球肘）更為多見，一般方法治療尚缺乏有效手段，西醫主要以封閉治療為主，針灸治療具有十分確實的效果，若正確治療，多數一般 1～3 次可治癒。

【特效用穴】

靈骨穴（患側）；四花中穴；火腑海穴；中九里穴；側三里穴、側下三里穴。

【臨床運用及說明】

肱骨外上髁炎病變主要在手陽明經脈上，靈骨穴所在於陽明經脈上，並處於第 1、2 掌骨間，緊貼骨緣，有以骨治骨的作用，所以本穴治療網球肘具有特效，臨床主要以患側的穴位用之，也可以兩側的靈骨穴同用，形成牽引針。也常以對側的火腑海穴或四花中穴牽引針配用，以健側的火腑海穴為治療針或者以健側的四花中穴為治療針，加患側的靈骨穴牽引，具有非常確實的功效，一般 3～5 次能夠痊癒。

如所治一男性廚師患者，左側網球肘已有 3 月餘，取對側的四花中穴和健側的火腑海穴為治療針，再取患側的靈骨

穴為牽引針，針後 20 分鐘即感疼痛緩解，共治療 3 次症狀消失。筆者在臨床曾治療過多例相關患者，均取效理想，尤其疼痛嚴重者作用更快。

筆者在傳統針灸治療本病常以特殊針法為用，主要以痛點火針配合浮針運用，一般能在 3 次之內可癒，筆者曾以本法治療數例患者，取效更加滿意。傳統遠端取穴主要根據關節等高對應（左曲池部位痛，取右側曲池穴，右側痛取左側）和關節上下對應（右曲池痛取左側犢鼻穴，左側痛取右側犢鼻穴）取穴，或加配筋會陽陵泉穴為用。

當前筆者在臨床治療時，常取其董氏奇穴與傳統針灸之各自優勢結合運用，一般是取用健側曲池穴與手三里穴倒馬針為用，患側取用靈骨穴牽引針，一般一次可見顯著療效，多數 3 次左右可癒。

根據以骨治骨的原理，針刺曲池穴時要緊貼肱骨的邊緣進針，這樣可以明顯地提高治療效果，楊維杰醫師將此取名為曲後穴。當肱骨內上髁炎時（高爾夫球肘），方法相同，左內側痛，取等高右內側部位的穴位，上下對應中取對側的內膝眼穴用之。內上髁炎的時候董氏奇穴中常以健側的心門穴或側三里穴、側下三里穴用之。

（七）上臂痛（大臂痛或肩臂痛）

上臂痛是指自肘關節至肩關節部位發生的疼痛，其病因多為勞損傷筋，筋脈不通，氣血痺阻，或跌打損傷了經脈，血溢經外，導致這一部位瘀血阻滯而致。這一部位的疼痛也較為常見，一般治療也往往乏效，傳統針灸多是以局部取穴為用，治療效果多不理想，董氏針灸而是以遠端用穴為主，則有著顯著的療效。

【特效用穴】

水愈穴（點刺出血）；四花中穴、四花外穴（點刺出血）；中九里穴、七里穴；玉火穴；肩中穴、上曲穴；腎關穴；人士穴、天士穴；側三里穴、側下三里穴；外三關穴。

【臨床運用及說明】

水愈穴、四花中穴及四花外穴所用方法是刺血，主要用於疼痛日久的患者，水愈穴刺血治療臂痛是本穴的基本主治，左臂痛點刺左水愈穴，右側痛用右側，這是患處用穴。

筆者凡見因瘀血或疼痛日久者，常在此兩處選用一穴點刺血，然後再取用毫針治之；中九里穴與七里穴治療上臂痛則是對應取穴的原理，上臂對大腿的手足順對法，這是董氏奇穴取穴的重要理念之一，筆者在治療上臂痛中就以二穴最為常用；玉火穴與上曲穴用於上臂痛是主治功效之一，二穴在董師原著中治療上臂痛是基本功效。玉火穴在頭面部，筆者也曾用本穴治療過上臂痛的患者，確具奇效，有董氏傳人還用本穴治療肩胛部位及斜方肌疼痛取得了顯著療效。

筆者較少用上曲穴治療本病，而主要以這一部位的肩中穴為主，可將上曲穴作為肩中穴倒馬針運用，二穴對肩痛、臂痛、肩臂痛均有較好的療效，尤其肩中穴治療上臂痛具有重要的功效，當肩連及臂痛筆者首先想到的就是肩中穴；人士穴治療肩臂痛，天士穴治療臂痛，二穴處在陰面上，根據對應原理，筆者主要用於肩臂內側痛，但筆者在臨床中用之較少；單純外側的臂痛時，筆者常根據手足逆對的原理，小腿對大臂，以外三關穴用之，當肩臂疼痛伴抬舉受限時有較好的作用，所以當出現上臂痛影響抬舉時筆者首選外三關穴；側三里穴與側下三里穴治療上臂痛與外三關穴原理相

同，均是手足逆對的運用，本穴可用於整個上臂痛，無論內外上臂痛都有效；還有腎關穴對此運用，也是基於這一原理，楊維杰醫師言本穴治療臂痛有特殊療效，並謂之主穴，這應當是以肩痛為主牽及臂痛時的運用，若是臂痛為主牽及肩痛時，或單純臂痛時效果就不佳了。

筆者在傳統針灸取穴中還是以循經取穴和同名經取穴為常用，常再加配筋會陽陵泉穴運用。

二、下肢部病症

（一）足趾痛

足趾痛的發生在臨床中也經常見到，可見於足趾關節跌打損傷、擠壓、慢性勞損以及各種關節炎（如類風濕、痛風、增生）等，皆會導致某個趾關節的疼痛。

由此可見，既有單純的足趾問題所致，又有比較複雜的全身疾病而致，如類風濕性關節炎、痛風等，所以對某些患者來說處理還比較棘手，還需要綜合處理。

【特效用穴】

雙鳳穴（點刺出血）；五虎二穴、五虎三穴；腎關穴、四肢穴。

【臨床運用及說明】

對足趾疼痛治療，目前尚無很特效的方法，一般治療比較棘手，針灸方面就是一種有效的可靠方法，在董氏奇穴中主要以五虎穴中的五虎三穴為用，五虎穴之五穴分別有針對性的處理，五虎一穴治療手指的問題，五虎三穴治療足趾的問題，五虎二穴可分別加強五虎一穴和五虎二穴的效果，五虎四穴治療足背的問題，五虎五穴治療足踝或足跟的問題。

　　足趾痛就用五虎三穴，為加強其療效，常配五虎二穴，健側用穴。對於關節炎所致的足趾痛常先點刺放血，放血可選擇雙鳳穴，也可以在患處，雙鳳穴針刺對四肢疼痛麻木具有療效，取用患側穴位，兩側痛雙側均取，出血不要求太多，運用時一般隔穴點刺即可，毫針常用腎關穴與四肢穴，四肢穴很少單獨用針，常配人皇穴、地皇穴或腎關穴倒馬運用，腎關穴對四肢痛、關節痛有很好的作用，所以腎關穴常與四肢穴同用治療關節炎而致的四肢疼痛麻木，療效甚佳。

　　因為關節炎是嚴重的疾病，所以也同時加配五虎三穴。人宗穴也有治療手腳痛的作用，當足趾牽及足背或足掌部疼痛時可以用本穴。從經絡學理論來看，足趾痛為經筋病，根據經筋病的理論，筆者在傳統針灸治療時常以火針為用，治療效果極佳，多數患者火針處理即可見效，也常在疼痛的患趾末端刺血。

（二）足趾麻

　　足趾麻在臨床中也是很常見的一個症狀，現代醫學往往不能明確病症發生的病因，故而給治療帶來了麻煩，所以在現代醫學中便不能選擇有效的方法處理，針灸在這一方面具有比較好的優勢，可作為首選的方法之一，董氏奇穴有諸多的穴位可以對症處理。

【特效用穴】

　　雙鳳穴（點刺出血）；五虎二穴、五虎三穴；腎關穴；靈骨穴；三叉三穴。

【臨床運用及說明】

　　足趾麻木點刺放血療效較好，首先常用的就是雙鳳穴，運用的方法和足趾痛一樣，筆者也常在患趾尖端刺血運用，

療效也非常好，臨床運用時常和雙鳳穴交替點刺。在毫針治療中以五虎三穴和靈骨穴最為常用，五虎三穴在用時常以五虎二穴倒馬，筆者在臨床上也常用靈骨穴，效果也非常好。

如筆者曾治其一名學生的母親左足趾第 1、2、3 趾麻木數月，以足大趾和第 2 趾為明顯，先於三趾尖端刺血後，又針刺右側靈骨穴配五虎二穴、五虎三穴，並以活動患趾，數分鐘即感有所緩解，治療 5 次症狀基本消失。腎關穴對足趾麻也有效，常加用倒馬針，以人皇穴倒馬為常用。

（三）足跟痛

足跟痛是指跟骨下面、後面的疼痛性症狀，包括跟痛和跟下痛，為現代臨床常見疾病，也是針灸優勢病種。足跟痛可見於現代醫學中的諸多疾病中，主要包括跟後滑囊炎、跟腱止點撕裂傷、跟腱筋膜炎、跟骨下滑囊炎、跟骨脂肪墊炎及蹠骨融合等疾病。因此說跟痛不是單獨一種疾病，是由各種足跟疾病所引起的一種症狀，這是由跟骨本身及其周圍軟組織疾患所產生的。目前足跟痛的主要原因以足跟骨質增生引起的跖筋膜炎為多見，以中老年為多發，起病緩慢，足跟下有針刺樣疼痛，向前放射，尤其清晨或久坐後不敢行走，活動片刻會緩解，但走路多疼痛又會加重。單純的跟骨骨刺一般不會有足跟痛，當引起跖筋膜炎無菌性炎症時才會出現疼痛，所以嚴格地說應是跖筋膜炎。

在中醫學中屬於痺證範疇，中醫學認為因足跟位於人體底部，賴氣血的周流不息而不斷得到溫煦與濡養，如勞累過度、外傷、勞損，導致筋骨氣血失和，或外感風寒濕邪，足跟部氣血循環不暢，氣血阻滯，不通則痛；或肝腎虧虛，無以充骨生髓，筋脈失養，導致本病。

【特效用穴】

靈骨穴；火全穴；五虎五穴；後會穴；肺心穴。

【臨床運用及說明】

火全穴治療足跟痛是本穴的基本主治，在董師所著的《董氏針灸正經奇穴》中僅列出了本穴能主治足跟痛，這說明本穴在這一方面有確實的功效，因在大腿部，取穴不便，還有諸多的特效穴位運用，所以筆者在臨床較少選擇火全穴治療。後會穴的運用是上下對應取穴，「下有病上取之」，這猶如傳統針灸的百會穴的運用，百會穴也有這方面的治療功效，就其對應來說，後會穴更符合，特別適於虛證患者。

筆者在臨床用靈骨穴治療足跟痛特別多，傳統針灸合谷穴也有這一治療作用，靈骨穴要比合谷穴功效強大。五虎五穴的功效也不錯，在前面已經講解過，五虎五穴則有針對性的處理，臨床運用時常配五虎四穴倒馬針運用。小節穴也能治療足跟痛。

在傳統針灸中也有相關特效穴，臨床已普遍運用的大陵穴，在治療足跟痛中有確實的功效，故在臨床有「足跟痛穴」之稱。筆者在傳統針灸用穴中以下關穴為最常用，效果非常理想，一般用之則有立竿見影的功效。常與董氏奇穴中的五虎五穴、靈骨穴同用，成為治療足跟痛的特效用穴，一般 5～7 天可消除症狀。

（四）腳痛

腳痛指的是腳掌痛、足背痛，發生的原因主要是跌打損傷以及下肢的神經、血管病變而致，常伴有腳部的麻木及行走困難，這在臨床中也較常見，但一般方法尚難處理，針灸調理來說比較有優勢，尤其董氏奇穴用穴方面更是具有特效

的方法，可有諸多穴位能夠應對選用。

【特效用穴】

手五金、手千金穴；人宗穴；腕順一穴、腕順二穴；中九里穴；火菊穴；五虎四穴；靈骨穴。

【臨床運用及說明】

引起腳痛的原因很多，在治療的時候應當明確伴隨的症狀以及疼痛的性質，針對性地用穴。腳痛則是手五金穴、手千金穴的基本主治，二穴對下肢疾病有著廣泛的作用，是下肢疾病的特效用穴，可用於腳痛、腳麻、小腿發脹以及少陽經循行的坐骨神經痛等。董師強調二穴同用，並單手取穴的運用原則。筆者用二穴處理過多例實證的少陽經脈坐骨神經痛，其效非常滿意，尤其伴有下肢麻脹感明顯的患者療效為佳；靈骨穴主要用於下腳麻痛伴整個下肢症狀表現突出的患者，但針對虛證，人宗穴和火菊穴治療腳痛皆是本穴的主治功能之一，人宗穴還能用於面黃及脾腫大疾病，這些所用應是脾臟的功能，人宗穴所處的位置在手太陰經，根據同名經同氣相求的原理故可治療。

火菊穴近於脾經公孫穴，則是本經的運用，所以二穴均是從脾經原理發揮運用，脾主四肢肌肉也。火菊穴筆者多用於手掌麻痛，較少用於本病的治療；腕順一穴主要治療腳掌部位痛，這是根據手掌部對應足掌部原理，臨床常腕順一穴、腕順二穴倒馬並用，筆者在臨床常常取用，其效卓著；五虎四穴治療腳背痛，常和五虎三穴或五虎五穴倒馬，五虎三穴與五虎四穴用於足趾疼痛合併足背疼痛者，五虎四穴和五虎五穴用於足背合併足跟痛的患者。以上穴位各有所用，臨證根據患者的具體表現，對症選穴，針對性地處理。

（五）踝關節扭傷

踝關節扭傷是各種關節扭傷中最常見的一種損傷，包括踝關節部位韌帶、肌腱、關節囊等，除骨折、脫位以外的所有軟組織損傷。任何年齡均可發生，但以青壯年為多見，多因行走或跑跳時突然踏在不平的地面上，或上下樓梯、走高低不平的路不慎失足，或劇烈運動中不慎跌倒等，足的過度內外翻而產生踝部扭傷，臨床中以足內翻位扭傷為多見，傷後在扭傷部位可見腫脹疼痛，傷處肌膚青紫，關節有不同程度的功能障礙。

扭傷後早期正確的處理很關鍵，傷後要避免再度損傷，減少損傷部位的活動，要適當休息 1～2 週。損傷後立即選擇冷敷，減輕出血及腫脹，切忌熱敷，24 小時以後再適當熱敷。這樣可以有效縮短治療時間，並能有效避免後遺症的發生。透過長期臨床對比分析，針灸是踝關節損傷極有效的手段，具有療效高、作用快、無副作用，並能達到有效治療的一種首選綠色療法。

【特效用穴】

上白穴；下白穴；五虎五穴；駟馬穴；小節穴。

【臨床運用及說明】

上白穴與下白穴均是董師臨床時治療踝痛所用的穴位，二穴主要用於外踝的扭傷，上白穴運用時根據所傷及的部位加用相應的倒馬針，若損傷在外踝膽經部位時可配五虎四穴，若外踝整個部位疼痛可配二間穴。下白穴常加配中白穴為倒馬針治療外踝痛，尤其是少陽經部位的疼痛；五虎五穴對踝關節扭傷也較有效，常配五虎四穴倒馬運用；小節穴在踝關節疾病運用中具有特效作用，不論內外踝所傷皆效，楊

維杰醫師曾對此還有專篇文章論述，胡文智醫師將本穴稱之為踝靈穴，言之因治療踝關節疼痛特別靈驗，稱之為踝靈穴。早在之前也有人報導這一部位有奇穴能治療踝關節扭傷，也曾名為踝靈穴。筆者在臨床用小節穴也治療過多例踝關節的扭傷，確實具有很好的療效，對於輕中度患者有立竿見影的作用，但是筆者在治療急性踝關節損傷時首先於患處刺血，再選穴毫針治療。筆者在治療所有的跌打損傷時，一般先是首選刺血，這樣治療有事半功倍之效。

早在《肘後歌》中言：「跌仆損傷破傷風，先於痛處下針攻。」這是古人長期臨床實踐經驗的總結，因此凡見損傷，無論選擇董氏針灸還是傳統針灸，治療必先刺血，之後再辨經取穴，往往則能有立竿見影之效。許多患者，僅局部刺血之後即可獲得顯著的療效，血出疼痛即可緩解。

對於踝關節扭傷，筆者在傳統針灸中也常常運用，傳統針灸取穴一般則是根據對應取穴原理選穴，如損傷在外踝足太陽經脈上，常選用養老穴治療，若損傷部位在足少陽經脈上，常取用陽池穴治療等，以此類推。另外根據內外踝整體部位用穴，外踝的損傷不管在任何經脈，皆可取用外關穴；內踝的損傷不管在任何經脈，皆可取用內關穴。

輕中度踝關節扭傷一般經 3～5 次的治療後就基本治癒，如筆者曾治療過的一名女性學員，因下樓梯時不慎扭傷右腳的外側，立致整個外踝腫脹，並出現瘀紫，於第 2 日就診，檢查不敢立地，難以行走，疼痛以太陽經處最為明顯，先於腫脹明顯部位刺血拔罐，拔出紫黑瘀血有 20mL 之多，立感患處輕鬆，又針刺對側的小節穴，並在對側養老穴上針刺一針，並囑患者用動氣針法活動患處，由不敢落地到能夠

慢慢行走，一次針完後症狀緩解一半以上，並能夠比較輕鬆地行走，治療 3 次症狀基本消失，如這樣的患者，筆者曾治療過幾十例，均取得了顯著的療效。

（六）腿抽筋

腿抽筋俗稱為「轉腿肚子」「小腿抽筋」，中醫叫「轉筋」，西醫學中稱為「腓腸肌痙攣」。患者常在睡眠中突然發作，表現為小腿肌肉抽掣拘攣、扭轉急痛，必須用力伸足，甚至下床活動才能緩解。中醫認為本病的發生多因氣血不足、寒濕侵襲或局部肌肉過勞所致。針灸治療本病簡單而有實效，當是首選的方法。

【特效用穴】

博球穴；正筋穴；次白穴。

【臨床運用及說明】

博球穴是本病的基本主治之一，在董師所著的《董氏正經奇穴學》中只有本穴有這一功效。本穴在運用中既具有可靠的理論性，在實踐中又具有可靠的實效性。本穴從所處的位置來看，處於膀胱經上，並近於十四經的承山穴，承山穴就是歷代治療本病的特效穴，筆者也一直在臨床運用承山穴這一作用，具有特效性。

傳統針灸的承山穴治療本病在歷代針灸經典中皆有相關記載。《通玄指要賦》曰：「筋轉而痛，瀉承山而在早。」《勝玉歌》載：「兩股轉筋承山刺。」《雜病穴法歌》云：「腳若轉筋眼發花，然谷承山法自古。」《靈光賦》言：「承山轉筋並久痔。」《席弘賦》記述：「轉筋目眩針魚腹，承山崑崙立便消。」這一系列相關記載，說明了本穴是治療腓腸肌痙攣的有效穴位。為什麼承山穴治療本病有如此

好的療效呢？這有 3 個方面的主要因素決定了本穴的良好作用功效。一是根據經絡所行之理，《靈樞・經脈第十》載：「足太陽之脈……貫踹內……是動則病……踹如裂……是主筋所生病者……踹痛。」踹就是小腿肚，所以此處的疼痛轉筋就是足太陽經之病候。《靈樞・經筋第十三》言：「足太陽之筋……結於膕，其別者，結於踹外……其病……膕攣……」膕攣，指的就是本病，這說明足太陽經筋病候也能治療，根據經筋病的治療原則「以痛為輸」，所以選擇這一部位的穴位治療就是對症的了。從中可知，無論經脈、經筋皆行於此，這是作用原理之一；其二由病性所決定，腓腸肌痙攣為筋之病，足太陽膀胱經主筋所生病；其三根據經筋之理，承山穴處於腓腸肌兩肌腹之間，所以由這 3 個方面的原理，用之便有很好的功效了。博球穴的運用原理與承山穴的作用原理相同，所以二穴均有很好的功效，對較為嚴重的患者，筆者在臨床也經常二穴倒馬運用。

《靈樞・終始第九》說：「在筋守筋。」《素問・調經論篇》說：「病在筋，調之筋。」這就符合用正筋穴的治療原則，因此用正筋穴也就極為特效了，為了加強療效，常與正宗穴倒馬運用。

（七）小腿痛（包括痠痛、脹痛及無力）

引起小腿痛的原因比較複雜，如外傷、血管神經病變、肌肉勞損等都會導致小腿的疼痛，其疼痛因疾病不同可表現為不同性質的疼痛，如靜脈炎、肌肉勞損可引起痠痛，靜脈曲張、外傷則能引起脹痛，不寧腿綜合徵呈重痛，神經系統病變而致的疼痛可呈刺痛或跳痛等，可見有多種疾病會導致小腿疼痛的發生，在臨床治療時應當根據疼痛的特點不同明

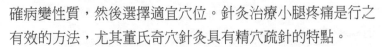

確病變性質，然後選擇適宜穴位。針灸治療小腿疼痛是行之
有效的方法，尤其董氏奇穴針灸具有精穴疏針的特點。

【特效用穴】

精枝穴（點刺出血）；肩中穴；手五金穴、手千金穴；
肺心穴；次白穴；天宗穴；火腑海穴。

【臨床運用及說明】

以上所設穴位均是董師在《董氏針灸正經奇穴》一書中
所列出能治療小腿疼痛的穴位，董師治療小腿疾病用穴均設
在了上肢，這由此明確了董師臨床治療的思維，注重「遠端
用穴，下病上取，上病下取」的取穴思想，主要以對應取穴
的理念用穴，這是值得我們時下針灸人所應該思考和反省的
問題。時下針灸多注重局部用穴，使得針灸治療侷限，療效
降低，用穴多，從董氏奇穴用穴理念及原則上感受到了董氏
針灸用穴的治病思想。筆者在臨床深受這一啟發，在治療小
腿疼痛疾病時，常在上肢對應部位尋找壓痛點用穴，是筆者
在臨床常用的一個方法，達到了很好的治療效果，避免了傳
統單純局部用穴的方法。

精枝穴是後背部位穴位，董師所設二穴主要用於小腿疼
痛及發脹的治療，由兩個穴點組成，僅在二穴點刺出血即可
發揮療效，有血出立效的作用。尤其對久病及頑固性疾病用
之有特效，筆者在臨床治療小腿疾病中經常用之，見證了其
療效性。肩中穴主要用於下肢無力問題；天宗穴主要解決血
管病變而致的小腿痛問題；肺心穴用於小腿的脹痛；火腑海
穴主要用於小腿痠痛；手五金穴、手千金穴主要用於神經痛
而致的小腿痛問題，如坐骨神經痛及麻木等，每穴各有所
用。除了這些穴位有很好的治療效果外，也還有諸多的相關

穴位運用,如肩中穴配雲白穴治療小腿無力及脹痛可有佳效;上曲穴、李白穴治療小腿脹痛也具佳效。

這些穴位也皆是董師臨床治療小腿疾病的用穴,在臨床治療時應當靈活選用。筆者在用穴時就採用這種針對性的選擇,雖然有很多穴位可選,每穴各有所用,但並不是幾穴一起用,這樣針對性地處理,具有用穴少、療效高,以達各穴盡其用,發揮好各穴的作用。

(八)膝痛

膝關節是人體最大、結構最為複雜的關節。本關節是由股骨髁、脛骨平台和髕骨組成,並有半月板、膝交叉韌帶以及關節周圍的韌帶和肌肉的輔助穩定結構,因其複雜的結構,所以容易發生病變。

膝關節是人體中重要的關節,人之運動離不開膝關節的參與,又因其結構複雜,故極易受到外傷及各種外邪的侵襲,成為臨床中的常見病、多發病。

膝痛僅是膝部疾病的一種症狀表現,其發生可有多種原因所致,可見於膝關節骨性關節炎、膝關節創傷性滑膜炎、半月板的損傷、膝部滑囊炎、膝關節側副韌帶損傷、脛骨內髁炎、髕下脂肪墊勞損、髕骨軟化症、脛骨結節骨骺炎、膕窩囊腫、滑膜皺襞綜合徵等疾病。這些疾病均可導致膝關節不同程度的疼痛表現,均屬於中醫學「膝痺」範疇。中醫認為膝痛的發生常與跌仆扭傷、慢性勞損、風寒濕邪侵襲以及年老肝腎虧虛導致膝部氣血瘀滯,筋骨失養而致。

由長期臨床實踐來看,針灸對膝痛的治療有著非常好的作用,是針灸治療優勢病種之一,也是目前治療膝關節疼痛的首選方法,各種膝痛病症均可參閱這一章節的治療。

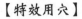

【特效用穴】

三金穴（點刺出血）；肩中穴；心膝穴或膽穴；心門穴；木火穴；通關穴、通天穴。

【臨床運用及說明】

董師在《董氏針灸正經奇穴》一書中所列的治療膝痛穴位較多，這在董氏奇穴中治療某一部位痛證來說是用穴較多的了。董師在主治項中明確說明能治療膝痛的穴位有大間穴、小間穴、中間穴、火膝穴、心膝穴、重仙穴、肩中穴、火耳穴、玉火穴、三金穴，說明這些穴位均可用於膝痛的治療。如何選穴是關鍵，明確各穴的特效作用，臨證時合理選擇，才能達到有效的治療，這是用穴的關鍵點，不是見到膝痛時就將這些穴位隨便堆砌運用，否則用穴再多也難以發揮療效，一定要辨證辨病用穴。

首先本病刺血治療非常關鍵，這是筆者在臨床治療膝痛時一般要運用的手段之一，若是見到久年慢性膝痛就在背部的三金穴選擇刺血，這是極有效的方法，其實在背部用穴治療膝痛由來已久，早在《內經》中就有記述，《素問·骨空論篇》記載：「膝痛不可屈伸，治其背內。」三金穴即恰在背內，可以說背部用穴治療膝痛是非常符合古意的。若是膝關節感覺發緊僵硬，此時多在委中穴刺血，急性疼痛時常在阿是穴點刺出血，這樣對症用穴刺血，可有血出立效之功。

對於頑固性疼痛，或疼痛部位非常侷限的患者，除了以上刺血外，筆者也常在阿是穴加用火針治療，往往能立起沉痾，久年膝痛可迎刃而解，筆者臨床曾治療數例頑固性膝痛的患者，均達到了滿意的臨床療效。

木火穴、通天穴、火膝穴主要用於膝蓋冷痛的治療；心

門穴、四花中穴、膽穴主要用於骨性關節炎的治療；重仙穴、馴馬穴主要用於膝關節軟組織的損傷；肩中穴、心膝穴主要用於膝關節無力或伴有關節之外的疼痛。每穴各有所用，根據疾病選擇適宜的穴位。筆者在臨床治療膝痛以三金穴、膽穴、肩中穴與心門穴用之最多，一般先在三金穴刺血之後再用毫針治療，膽穴常與心膝穴交替用穴治療退行性病變；肩中穴用於膝腿無力或伴有下肢其他部位的疼痛；心門穴主要用於膝關節增生或膝蓋內側的疼痛；通關穴、通天穴、火膝穴、木火穴主要用於膝蓋冷痛的治療。

筆者在傳統針灸治療用穴主要以肘膝對應用之最多，在對側的肘關節附近找對應的壓痛點針刺，在膝關節內側疼痛時多在尺澤穴周圍找壓痛反應點，在膝關節外側痛時多在曲池穴周圍找壓痛反應點。尺澤與曲池二穴在傳統針灸中治療膝痛也用之最多，是歷代所用的穴位，臨床有「鶴膝腫勞難移步，尺澤能舒筋骨疼，更有一穴曲池妙，根尋源流可調停」的臨床記載。

（九）大腿痛

引起大腿痛的原因較多，跌打損傷、勞損、髖關節的病變、腰椎關節及神經血管的病變均會導致大腿產生疼痛，在臨床中以髖部筋骨病變而致的疾病最多見，可見於西醫中多種疾病，如股骨大轉子滑囊炎、坐骨結節滑囊炎、髂腰肌滑囊炎、股骨頭骨骺炎、梨狀肌綜合徵、臀上皮神經疼痛綜合徵等。中醫認為這類疾病則是因為感受風寒濕邪，或跌打損傷，勞傷筋骨，導致瘀血凝結，氣血阻滯，不通或不榮而痛。一般方法難以有效處理，傳統針灸多以辨經取穴，但治效較緩慢，董氏奇穴則有較好的治療效果。

【特效用穴】

金林穴（點刺出血）；背面穴（點刺出血）；肩中穴；中九里穴、七里穴；心門穴；三叉三穴。

【臨床運用及說明】

點刺放血是董氏奇穴治病的一大特色，許多疾病刺血治療極為重要，膝痛用三金穴點刺放血，小腿痛用精枝穴刺血，大腿痛用金林穴刺血，並對坐骨神經痛也有特效。另外，背面穴刺血治療大腿痠痛也極具特效，臨床治療大腿痠痛或大腿抬舉無力時先在背面穴刺血，然後再針刺肩中穴或三叉三穴具有特效。肩中穴與三叉三穴對大腿痛有極為確實的療效，是筆者治療大腿痛最常用的穴位。

大腿外側痛時取用中九里穴，常配用七里穴倒馬運用；大腿內側痛時，尤其腹股溝部位疼痛時常取用心門穴運用。臨床根據病性與病位點結合的方法確定用穴。

（十）腿麻

腿麻是包括小腿及大腿的麻木，導致的原因眾多，從西醫學理論看大多是因神經血管的問題而致，而中醫認為本病的發生與感受寒邪、跌仆閃挫有關。一般來說，酸麻多為虛證，疼痛伴麻木多為實證，目前尚無有效的方法，針灸處理療效較佳，也是針灸優勢病種之一。

【特效用穴】

雙鳳穴（點刺出血）；靈骨穴、大白穴；手五金穴、手千金穴；肩中穴；駟馬穴。

【臨床運用及說明】

雙鳳穴對四肢疾病範圍廣泛，無論上下肢麻或痛皆有效，由左右十四個穴組成，均命名為火，火應於心，所以有

調整血液循環的作用，無論麻或痛，凡因血液循環障礙而致的均有療效。臨床以患側為用，左麻點刺左側穴位，右麻點刺右側穴位，雙側有病雙側點刺出血，一般是隔穴點刺，交替用穴。筆者治療時先在此處刺血，然後再毫針用穴。

靈骨穴具有溫陽補氣的作用，理氣補氣及溫陽的功效十分強大，因麻多為氣血不足的虛證，再由第二掌骨全息來看，靈骨穴正對下焦腰腿，所以靈骨穴對大腿麻木有較好的作用，尤其是肺氣不足的虛證，常與大白穴倒馬運用，是筆者在臨床治療大腿麻木最常用的穴位，臨床具有特效作用；駟馬穴組所處的位置應在足陽明胃經上，其處肌肉豐厚，調理氣血作用較佳，對治療下肢肌肉萎縮、麻木、扭傷疼痛均有特效，主要用於麻木伴有肌肉萎縮或下肢扭挫傷的患者，也是治療下肢麻木的一組重要穴位；手五金、手千金兩穴在少陽與太陽之間，其穴點在骨與筋之間，具有筋骨並治的作用，二穴組在手臂上，與下肢相對應，因此對治療下肢麻木、疼痛具有特效作用，尤其適宜病在少陽經脈上的患者；肩中穴在上臂肌肉豐厚之處，以肉治肉，上應對下，所以治療肌肉萎縮、下肢無力及麻木疼痛也具有很好的療效。

以上所用的這些穴位雖然治療下肢麻木均有很好的療效，但是各有不同的特點，臨床要根據患者的具體病情選擇適宜的穴位對症治療。

（十一）坐骨神經痛

坐骨神經痛是西醫之病名，是針灸臨床極為常見的疾病綜合徵，因此單獨論述，其症狀包含了部分腰痛，臀部麻木疼痛，大腿痛、麻，小腿痛、麻，足部的痛、麻等表現，歸屬於中醫中的坐臀風、腿股風、腰腿痛等病名中。

坐骨神經係由腰 4 至骶 3 神經幹組成，是全身最大、最長的一條神經，它從梨狀肌下孔出骨盆，至臀大肌深面，在坐骨結節和股骨大轉子之間下行至大腿後面，沿途分支到大腿後側肌群。沿坐骨神經通路及其分佈區內的疼痛稱為坐骨神經痛，是臨床常見的一個綜合徵。

引起坐骨神經痛的發病原因有很多，根據病因不同可分為原發性和繼發性兩大類，前者即坐骨神經炎，是由機體其他部位的感染累及坐骨神經而致，發病較少；後者是由坐骨神經的鄰近組織病變影響而引起的，臨床十分常見，這一類病變通常又分為根性坐骨神經痛和乾性坐骨神經痛兩種，臨床以根性坐骨神經痛多見。根性坐骨神經痛的病位在椎管內脊神經根處，常繼發於腰椎管的狹窄、腰椎間盤突出症、脊柱結核、脊柱炎等。乾性坐骨神經痛的病變部位在椎管外沿坐骨神經分佈區，常見於髖關節炎、骶髂關節炎、臀部損傷、盆腔腫物、梨狀肌綜合徵等病。

本病治療方法雖然甚多，但較為理想可靠的方法不多，其中針灸對本病有著滿意的療效，由長期的臨床來看，針灸可謂優勢方法之一，是值得臨床推廣運用的優勢方法。

【特效用穴】

金林穴（點刺出血）；委中穴瘀絡（點刺出血）；靈骨穴、大白穴；上三黃穴；手五金穴、手千金穴；鼻翼穴；中白穴、下白穴；腕順一穴、腕順二穴；心門穴。

【臨床運用及說明】

坐骨神經痛的刺血治療是極為關鍵的方法，筆者在臨床治療中也常用，一般先刺血，再毫針刺。刺血所用最多的就是在背部金林穴或委中穴找瘀絡點刺放血。金林穴在背部的

第 4、5、6 胸椎外開 6 寸處，主要用於本病的治療，經臨床運用確有實效，三穴點刺血治療，非常合乎「瀉絡遠針，以上治下」。

委中穴是治療腰背腿痛之要穴，臨床有「腰背委中求」之用，點刺時以委中穴周圍瘀絡用之。金林穴與委中穴可以交替用針，因為委中穴操作更為方便，治療效果也極為確實，所以筆者在臨床用委中穴更多。

靈骨、大白二穴可以說是董氏針灸的大穴、要穴之一，臨床運用廣泛，二穴有涵蓋三焦之用，具有多方面的作用，治療坐骨神經痛便是主要作用之一，凡是虛證坐骨神經痛，無論病在少陽經還是太陽經均可以治療。在治療時一定注意方法，在針刺時一定先針健側的靈骨穴，然後再針刺健側的大白穴，二穴針刺要深，靈骨穴針刺深度要達到 2 寸深、大白穴達到 1～1.5 寸深，療效才能發揮，針刺得氣後一定配合動氣針法。最好再在患側加用牽引針，牽引針一般選擇病變經脈的輸穴，如病在膽經就用患側的足臨泣穴為牽引針，病在膀胱經就用患側的束骨穴為牽引針，兩經均牽及時二經之輸穴皆刺。

當針刺得氣後，將靈骨穴、大白穴和牽引針一同捻轉行針，使兩組穴能夠相互牽引，這是一個用穴的基本操作過程。針刺留針時間要不低於 30 分鐘，在留針期間應定時捻轉行針 2～3 次，這樣把這幾個方面處理得當了，治療效果才會好，否則療效就難以發揮。

上三黃穴組治療本病筆者在臨床上也經常用之，但主要用於急性發作者，水腫症狀明顯的時候，本穴組有消除水腫的功效，因本穴組作用於肝，肝主筋，所以對本病有非常好

的功效。有時常配鼻翼穴，鼻翼穴主要針對疼痛症狀明顯的患者，鼻翼穴更偏於治標的作用，但對臀部疼痛具有較好的療效，臀部疼痛除了用鼻翼穴還有心門穴、靈骨穴。

其次用手五金穴、手千金穴，二穴在手太陽與少陽之間，筋下骨前，貼筋貼骨，筋骨並治，筋應於肝，骨應於腎，所以治療坐骨神經痛療效非常好，與靈骨、大白二穴相比，二穴更偏於實證的治療。

筆者在臨床治療時還常根據病變經脈用方，若病在足少陽膽經常用董氏奇穴的中白穴、下白穴，或十四經穴中的支溝穴、外關穴，也可以用手五金穴、手千金穴；若病在足太陽經常用董氏奇穴中的腕順一穴、腕順二穴，也可以用心門穴，心門穴在小腸經上，也是同名經的運用，心門穴對臀部疼痛或腹股溝處疼痛具有特效作用，或用十四經穴中的後谿穴、腕骨穴，均為健側取穴，同樣再在患側加用病變經脈之輸穴為牽引針，這種用方主要用於病變為實證，病變經脈非常明確的時候。若診斷合理，組方正確，手法得當，不僅可有立竿見影之效，也有治本之功。

總之，坐骨神經痛治療一般先在委中穴或金林穴點刺放血，然後再毫針刺，虛證患者主要是以深刺健側的靈骨穴、大白穴為治療針，再加患側經脈的輸穴為牽引針；太陽經實證坐骨神經痛可用健側的腕順一穴、腕順二穴為治療針，再加患側的輸穴束骨穴為牽引針；少陽經實證坐骨神經痛可用健側的手五金穴、手千金穴為治療針（也可以用外關穴、支溝穴），再加患側的輸穴足臨泣穴為牽引針；急性期可加用上三黃穴；如果臀部疼痛可取用鼻翼穴或心門穴；腹股溝處疼痛可用心門穴或門金穴處理。

第四節 軀幹部病症

一、脅肋痛

在這裡所言的脅肋痛是指胸脅部體表的疼痛，從胸脅痛的類型上可分為體表性脅痛和內臟性脅痛兩大類，這一章節所論述的就是體表性脅痛，體表性脅痛的疼痛部位表淺，定位明確，多為肋間神經、肌肉、軟骨等病變所引起，主要因外感、內傷或外傷等因素，導致脅肋部經絡氣血阻滯不通所引起的一類病症。

可見於西醫學所言的肋間神經痛、帶狀皰疹後遺神經痛、肋軟骨炎、胸部跌打損傷、運動急性胸肋痛等疾病。

脅肋部從經絡學來看，歸屬於肝、膽經所主，因此由於各種內外因素導致了足厥陰、少陽經功能失調，經絡氣血不通而導致疼痛的發生。

【特效用穴】

四花外穴（點刺出血）；足三重穴（點刺出血）；火串穴；指駟馬穴或足駟馬穴；七虎穴。

【臨床運用及說明】

脅肋部疼痛在臨床甚為常見，常見於西醫中的無菌性炎症和外傷而致，一般方法處理起來較為棘手，這類疾病會因呼吸、咳嗽、活動等造成不同程度的疼痛，這給患者造成了極大的痛苦與不便，針灸處理多有良效，筆者在臨床曾治療過多例相關患者，治療效果極為滿意，若處理及時得當，可有立竿見影之效。筆者一般首先選擇刺血的運用，董氏奇穴刺血多選擇在四花外穴周圍找瘀絡點刺放血，也可以在足三

重穴找瘀絡刺血，其二穴組所處的位置因近於足少陽，所以用之有效，在四花外穴組刺血也是董師常用的方法之一，筆者除了選擇二穴組刺血外，有時也常在疼痛患處刺血，對疼痛非常侷限、壓痛非常明顯的患者，僅在患處刺血就可以有效地解決，古代就有「跌打損傷破傷風，先於痛處下針攻」的運用經驗，所以對於外傷而致的處理特別有效，最好可用皮膚針叩刺法。

毫針治療本病筆者以火串穴最為常用，火串穴與十四經穴支溝穴相同，支溝穴為三焦經之經穴，三焦具有主持一身之氣的作用，理氣作用甚強，善調理經絡氣滯不通，對脅肋痛尤具特效，是歷代所用的效穴，在《標幽賦》中有「脅痛肋痛針飛虎（古代支溝穴稱飛虎）」，當代臨床有「脅肋支溝取」之用。因此火串穴治療脅肋部疼痛有特效。

如筆者所治的一患者，女性，左脅肋部疼痛不適 1 週，活動及咳嗽均會引發疼痛，曾用膏藥及活血化瘀中藥治療，未見效，來診後即針刺本穴，得氣後囑患者用力深呼吸，並按摩其痛處，症狀即可緩解。

傳統針灸除了支溝穴之外，還有陽陵泉穴也有特效，陽陵泉穴為足少陽經穴，脅肋部為肝膽經所行，經絡所過主治所及，又陽陵泉穴為八會穴之筋會，故陽陵泉穴治療脅肋痛具有特效，筆者在臨床也常將支溝穴與陽陵泉穴合用，同名經同氣相求，上下用穴具有很好的疏通作用，二穴化瘀通滯的作用極強，是治療脅肋部痛的一組特效穴。對於疼痛面積較大的患者，以駟馬穴為常用，指駟馬穴取穴方便，足駟馬穴功力強大，臨床根據患者病情輕重取用。七虎穴是董師用於脅肋痛的穴位，脅肋痛功效並是本穴的主治作用，但筆者

在臨床較少用之，尚無臨床經驗，大家可以試用其效如何。

二、背痛（包含肩背痛、腰背痛）

背痛是以背部位置出現疼痛、肩背不適、麻痺、沉重感或痠痛為主的症狀。有單純表現為背痛的患者，有牽及肩部的患者，表現為肩背痛，也有牽及腰部的患者，表現為腰背痛。這類患者無論牽及肩部還是腰部，肩關節與腰部關節運動都是正常的，僅有牽涉痛而已。

中醫認為本病的發生是由氣血不足，筋骨失養；跌仆閃挫，氣血瘀滯；寒濕內侵，阻遏經脈所致。

【特效用穴】

指腎穴；重子穴、重仙穴；腕順一穴、腕順二穴；腎關穴；通背穴；中九里穴、七里穴；足駟馬穴。

【臨床運用及說明】

背痛也是臨床很常見的症狀，多是因慢性勞損而致，當今由於腦力勞動的增多，工作原因長期久坐勞損，或風寒濕邪導致，患者常感背部疲勞痠痛，針灸解決具有特效，尤其董氏奇穴針灸極具特效，董師在所著的《董氏針灸正經奇穴》一書中列舉了許多治療背痛的穴位，這說明當年董師也非常重視對本病的治療。

在書中所列舉的穴位有指腎穴、重子穴、重仙穴、靈骨穴、中白穴、下白穴、腕順一穴、腕順二穴、人士穴、火散穴、通背穴、通胃穴、足駟馬穴、中九里穴等。所有這些穴位在其主治中均有背痛的治療功效，臨床所用要根據每穴的特性以及背痛的性質選擇適宜穴位。指腎穴、重子穴、重仙穴、腕順一穴、腕順二穴均在手上，取穴非常方便，但是針

刺很敏感，各有利弊。指腎穴、腕順一穴、腕順二穴、火散穴、腎關穴、通背穴主要用於腎氣虧虛而致的背痛，但又各有所用。

若是背連及肩痛時以腎關穴最為有效；若是腎虛而致在膏肓部位的疼痛筆者常用指腎穴；若背牽及腰，常用腕順一穴、腕順二穴；重子穴、重仙穴單用一穴即能治療背痛，董師臨床運用中主張二穴同用，言之為背痛特效針，筆者主要用於背痛劇烈、症狀明顯的急性患者，尤其疼痛在膏肓部位者，是急性背痛的特效針；足駟馬穴與通背穴、通腎穴均在大腿上，皆是治療背痛的用針，通腎穴與通背穴仍以補腎氣發揮作用，二穴倒馬運用，效果良好，對慢性背痛非常有效；足駟馬穴作用於肺，因此用於肺氣不足而致的背痛，或胸及背痛，尤其背痛面積較大的患者可選取本穴，具有特效。

三、胸椎小關節紊亂

胸椎小關節紊亂又稱為胸椎錯縫、胸椎小關節滑膜嵌頓、胸椎小關節脫位、胸椎小關節錯縫等，是指胸椎小關節在外力作用下發生解剖位置的改變，表現為關節囊滑膜嵌頓而形成不全脫位，且不能自行復位，導致疼痛和功能受限等症狀。臨床表現為頸肩背牽掣作痛，季肋部疼痛不適，胸悶，胸部壓迫堵塞感，轉側不利，翻身受限，重者雙上肢可伴疼痛，活動受限。

本病屬於中醫學的「骨錯縫」「筋出槽」「胸痛」「背痛」等範疇。

【特效用穴】
肺心穴；上三黃穴；腕順一穴；正筋穴、正宗穴。

【臨床運用及說明】

肺心穴在中指之中節，對應於脊椎，為中央之中央，與督脈相應，刺之通督脈之氣，經脈通則痺痛解，所以能治療胸椎部位的疾病，筆者在臨床曾用本穴治療數例胸椎小關節紊亂的患者，肺心穴確具有很好的效果；上三黃穴作用於肝，肝主筋，用上三黃穴具有舒筋活絡、行氣止痛的作用，由此改善了紊亂部位的胸椎小關節的韌帶、肌肉，使之恢復力學平衡而使紊亂關節恢復正常；正筋穴的運用有兩個方面的作用原理：一是本穴在筋上，以筋治筋，與上三黃穴一樣達到舒筋而筋柔骨正的功效；二是本穴處在足太陽經脈上，可疏調足太陽經之氣血，早在《素問·繆刺論》記載「邪客於足太陽之絡，令人拘攣背急，引脅而痛」的症狀，其症狀與本病相吻合，說明病邪在足太陽，所以用正筋穴就有特效，臨床常與正宗穴倒馬運用。

筆者傳統針灸中以陽陵泉穴和後谿穴最為常用，陽陵泉穴為八會穴之筋會，有舒筋柔筋之作用，後谿穴為手太陽小腸經之輸穴，同名經同氣相求，並是八脈交會穴之一，通於督脈，一穴可直接通調二經之氣血，有效地改善了患處血液循環，緩解肌肉痙攣，促進軟組織的功能恢復。

四、急性腰扭傷

急性腰扭傷俗稱「閃腰岔氣」，在古代又稱為「梗腰」。本病的發生多因外力作用或腰部用力不協調，腰部肌肉、筋膜、韌帶、椎間小關節、關節囊及椎間盤等軟組織發生肌肉撕裂、筋膜破裂、肌疝等急性損傷，好發於下腰部位，以青壯年多見。若能及時正確治療，則能迅速痊癒。若

治療不當或失治，則可使損傷加重而轉變成慢性腰痛。屬於中醫「傷筋」「腰痛」範疇。

中醫認為本病因活動不慎，腰部閃挫，使氣滯血瘀，氣血受阻，經脈瘀滯，經絡失養，不通則痛。針灸治療本病療效確切，若能正確針刺，一次治療多能見到顯著療效，甚至能使症狀完全消失，因此針刺治療是急性腰扭傷的首選方法，為針灸優勢病種之一。

【特效用穴】

委中穴（點刺出血）；二角明穴；馬金水穴；水通穴、水金穴；腕順一穴、腕順二穴。

【臨床運用及說明】

急性腰扭傷的針灸治療首先是刺血，因為這是氣血瘀滯所造成的，「菀陳則除之」，祛除瘀血是關鍵，筆者在臨床刺血最常用的穴位則是委中穴，「腰背委中求」就是所指，臨床極具特效，有些患者僅點刺放血就可迅速將急性腰扭傷治癒，多數患者血出而立效，因此臨床治療時一定注重刺血的運用。董師在《董氏針灸正經奇穴》中還設有頂柱穴、水腑穴及三江穴刺血治療急性腰扭傷，筆者在臨床少用這幾穴，一般均選擇委中穴。二角明穴在中指背第1節中線上，中指對應督脈及人之中央，並且第1節對應腰椎，所以用二角明穴治療急性腰扭傷在督脈上的患者具有特效，也就是用於痛點在後正中線上的患者，對應督脈之意，這猶如用水溝穴、後谿穴道理相同；若是疼痛在兩邊者，筆者以腕順一穴為主，這一部位為董氏奇穴之腎區，既能診察腎之強弱，也能調之，能治療各種腎虧之疾。

就對應來看，腕順一穴在手掌腰臍線，且在手太陽小腸

經脈上，根據同名經同氣相求的原理，故能治療足太陽線上的腰痛，也可以與腕順二穴倒馬運用加強療效；馬金水穴從對應來說，應於腎，「腰為腎之府」，名為「馬」者速度快也，以表明治療疾病作用迅速，所以用馬金水穴治療急性腰扭傷也具特效；若患者在平時有慢性腰痛，或經常反反覆覆的腰痛者，發生了急性腰扭傷可用水通穴、水金穴治療。

傳統針灸治療急性腰扭傷的穴位非常多，就在臨床報導的單效穴位多達 40 穴，可見傳統針灸中特效的穴位也不少，這說明針灸治療急性腰扭傷確具特效，在臨床中最為常用的有水溝、後谿、腰痛、養老、手三里、束骨、崑崙、太衝、中渚等穴位。若病痛點在督脈時筆者首選人中穴與後谿穴，病痛點在太陽經的首選後谿穴或束骨穴，痛點若在膀胱經偏外的常用太衝穴或中渚穴，痛點若在夾脊穴的位置首選手三里穴。若能明確辨證，正確選穴，無論傳統針灸還是董氏奇穴針灸均有立效的作用，一般 1～3 次即癒，無論用董氏奇穴還是十四經穴，在治療時一定要配合動氣針法，當針刺得氣後，邊捻針邊讓患者活動患處，這是提高療效的重要一點，不可忽視。

扭傷後的早期（在傷後 24 小時）不可熱敷，此時可以適當冷敷，24 小時後可予以熱敷，以助消散。受傷後要適當限制扭傷部位的活動，避免加重損傷，治療恢復後的早期（1 週內）注意減少腰部的負重和腰部劇烈活動。

五、腰 痛

腰痛又稱為「腰脊痛」，是以腰部一側或兩側疼痛為主要症狀的病症，往往牽及部位較廣，若牽及背部被稱為腰背

痛，牽及下肢稱為腰腿痛，這種情況十分常見，因此經常把腰痛和下肢痛並稱，是臨床高發疾病，無論是疼痛科還是針灸推拿科都是常見病，嚴格來說，腰痛不是一個獨立的疾病，而是多種疾病的共有症狀，臨床表現多樣化，病因十分複雜，以損傷、退行性病變多見。

引起腰痛這一症狀的疾病非常多，可見於西醫學中多種疾病，如常見的有慢性腰肌勞損，肌間、棘上韌帶勞損，第3腰椎橫突綜合徵，強直性脊柱炎，腰椎間盤突出症，腰椎管狹窄症等，均是臨床引起腰痛的常見疾病，所有這些病均可參閱這一章節。中醫認為本病的發生與感受外邪、跌仆損傷和勞欲過度等因素有關。這些因素可導致腰部經絡氣血阻滯，不通則痛。

針灸治療本病有較好的療效，但是因病因不同，其療效差別很大，療效的好壞與病因密切相關。一般來說，軟組織勞損引起的腰痛針灸療效最好，脊柱關節病療效也非常滿意，腰椎間盤突出症、腰椎管狹窄及風濕性疾病正確治療也能獲得很好的效果。可見，腰痛確實是針灸優勢病種之一。

【特效用穴】

委中穴（點刺出血）；靈骨穴；馬金水穴；水通穴、水金穴；腕順一穴；中白穴；後椎穴、首英穴。

【臨床運用及說明】

腰痛臨床表現多樣化，病因複雜，因此臨床治療要根據患者的具體病情選擇適宜的穴位，才能達到有效治療。所以董師在原著中列舉了諸多治療腰痛的穴位，諸如五嶺穴、頂柱穴、腑巢二十三穴、腕順一穴、腕順二穴、中白穴、下白穴、馬金水穴、地皇穴、靈骨穴、後椎穴、首英穴、水愈

穴、水曲穴、花骨三穴、正士穴、中九里穴、水通穴、水金穴、州火穴、水耳穴等。董師為了有針對性地處理不同的腰痛，為此設列這些眾多穴位，來滿足臨床患者的需求，以達針對性的處理。下面根據筆者在臨床實際中的運用，對常用的部分穴位中的簡單解析。

刺血是腰腿疼痛的重要方法，因為腰痛與瘀滯有重要的關係，血瘀而成者，活血化瘀，通經活絡為治，《靈樞·九針十二原》中言：「菀陳則除之。」《素問·陰陽應象大論》載曰：「血實宜決之。」所以以刺血去瘀血，經絡暢通，疼痛即癒。筆者在臨床常以委中穴刺血，這早在《內經》中就有運用記載，《素問·刺腰痛篇》：「足太陽脈令人腰痛，引項脊尻，背如重壯，刺其郄中。」《四總穴歌》載：「腰背委中求」就是指此而言的。因足太陽經脈從腰中下行夾脊貫臀入膕中，其支者，從膊內左右別下貫胛，挾脊內，過髀樞，循髀外，從尻下合膕中。足太陽之正，別入於膕中，故腰背疾患可取下部的委中穴治療。董師除了用委中穴，還設了五嶺穴、頂柱穴、腑巢二十三穴刺血治療腰痛，筆者在臨床均較少用之。

腰痛在中醫辨證中與腎的關係最為密切，因此在中醫學中有「腰為腎之府」之說，若稟賦不足、久病體虛或房勞過度，以致腎精虧虛，不能濡養筋脈而致腰痛，對此董師非常重視透過調補腎氣治療腰痛，在所設列治療腰痛穴位中以補腎氣的穴位占了主要部分，如腕順一穴、腕順二穴、二角明穴、中白穴、下白穴、馬金水穴、地皇穴、水金穴、水通穴等，這些穴位均是由調補腎氣發揮治療作用的。

因腎虛而致的腰兩邊痛時筆者常用腕順一穴、腕順二

穴；腎虛而致的急性腰痛用二角明穴；腎虛腰痛伴有水腫的常用中白穴、下白穴；肺腎虛弱而致的腰痛常以水金穴、水通穴為用；所有氣血不足而致的腰痛筆者以靈骨穴配大白穴倒馬針治療，靈骨穴對各種慢性虛性腰痛皆有較好的療效，筆者在臨床中基本是這樣選穴治療各種腰痛的，其餘穴位較少用之。

六、腰椎小關節紊亂症

腰椎小關節紊亂症又稱腰椎小關節滑膜嵌頓、腰椎小關節錯縫等，在頸肩腰腿痛病中占有相當的比例，特別是在急性腰痛中其發病率約占 13％。腰椎小關節是腰椎後柱的重要結構，對維持腰椎穩定有重要的作用。

腰部活動範圍大，故腰椎小關節囊較鬆弛，當腰部突然伸直，關節滑膜嵌入關節之間，既造成小關節滑膜嵌頓，滑膜可因關節的擠壓而造成充血腫脹，滑膜與關節囊分佈有豐富的神經，當有刺激或炎症反應時，造成較為劇烈疼痛和反射性肌肉痙攣，如不及時地糾正，則會導致慢性腰痛。本病屬於中醫學的「骨錯縫」範疇，疼痛由氣血不通所致。

【特效用穴】

後椎穴、首英穴；正筋穴、正宗穴；博球穴；腕順一穴；心門穴；上三黃穴。

【臨床運用及說明】

後椎穴與首英穴主治相同，均能治療脊椎骨脫臼和脊椎骨脹痛，作用於脊椎，二穴在上臂中段，與腰部對應，其二穴所處的位置在三焦，三焦與腎通，腎主骨，針刺時並貼骨進針，所以治療脊椎病有特效。當針刺得氣後，讓患者做腰

部醫療體操，即腰部左右旋轉、前屈後伸和站立體位直抬腿
運動各 30 次，留針 30 分鐘，每 10 分鐘行針 1 次，做醫療
體操 1 次。正筋穴、正宗穴、博球穴三穴均在足太陽膀胱經
上，並均在筋上，以筋治筋，用之能夠直接疏調腰部之經
氣、調和氣血，以達通則不痛。

在針刺得氣後，邊行針邊讓患者扭動腰臀部，能使痙攣
肌肉緩解，使紊亂、嵌頓的小關節自行恢復正常。腕順一穴
近於後谿穴，後谿穴為八脈交會穴之一，通於督脈，在這一
部位又正是董氏奇穴的腎區，用之既可補腎強腰，又能疏通
督脈氣血，針刺得氣後，仍要配合動氣針法的運用。使患處
氣血暢通，其滑膜、韌帶和肌肉恢復正常關係及張力，紊亂
的關節自然復常。傳統穴位筆者是以後谿穴與陽陵泉穴最為
常用，其原理已在胸椎小關節紊亂中講述，在此不再贅述。

七、腰肌勞損

腰肌勞損又稱為腰背肌筋膜炎、肌纖維組織炎、肌筋膜
痛、功能性腰痛等。本病是指腰部肌肉、筋膜與韌帶等軟組
織的慢性勞損，是腰腿痛中常見疾病之一。腰肌勞損是一種
積累性損傷，患者多有腰部過勞或不同程度的外傷史，如長
時間的彎腰工作，或由於習慣性姿勢不良，或由於長時間處
於某一固定體位，致使肌肉、筋膜及韌帶持續牽拉，使肌肉
內的壓力增加，血供受阻，故而導致疼痛。表現為腰部痠
痛，時輕時重，反覆發作，在勞累時加重，休息後減輕。當
彎腰工作時間稍長，就會導致疼痛發生。

中醫學認為本病的發生是因勞逸不當，筋脈受損，氣血
阻滯脈絡；或風寒濕邪侵入機體，寒凝血滯，使肌筋氣血運

行不暢，經絡痺阻不通；或素體虛弱，氣血不足，筋脈失養，故而導致本病的發生。

本病針灸療效較好，優於其他療法，在治療時要注意休息，避免患處的疲勞，防止受寒，加強局部保暖。

【特效用穴】

委中穴（點刺出血）；腕順一穴、腕順二穴；四花上穴；正筋穴、正宗穴，中白穴、下白穴。

【臨床運用及說明】

本病的病位發生在腰部兩側，其經脈在足太陽上，所以用委中穴點刺放血有效，可起到通經散寒、舒筋活絡的功效，筆者常同時加配患處刺血，以消除局部瘀滯。腕順一穴在手掌腰臍線，對應於腰，手足太陽經相通，能治療腰痛，董師在本穴的主治中言治重性腰兩邊痛，所言的「重性腰兩邊痛」與本病相吻合，所以腕順一穴、腕順二穴用之特效；四花上穴處於足陽明經，並近於足三里穴，有補益氣血的功效，陽明氣血充盛，又「主潤宗筋」「主束骨而利機關也」，刺本穴能使氣血得充，宗筋得養，經脈得通，達到舒筋通絡、行氣活血、滑利關節、止痛的目的；正筋穴、正宗穴位於跟腱上，本病就是筋之病，以筋治筋，這一病變區為膀胱經所行，二穴也在膀胱經脈上，所以正筋穴、正宗穴治療本病就有顯著的療效，也是筆者常用的穴位。

傳統針灸中筆者以崑崙穴、陽陵泉穴最為常用。

八、骶尾痛

骶尾痛是指骶椎、尾椎部急慢性軟組織或骨損傷、炎症所致的一類疼痛病症，也常常歸於腰痛的範圍，但其發病有

自己的特點，與一般腰痛有別，故單獨論述。可見於西醫中的骶髂關節炎、腰骶韌帶勞損、骶臀部筋膜炎、尾痛症等。其病變與骶髂關節有重要的關係，骶髂關節處於人體中央的下部，屬於脊柱的基底部結構，是人體承受重力很大的關節，因此常會損傷發生病變。

中醫學認為本病的發生與感受外邪、跌仆損傷和慢性勞損等因素有關。這些發病因素導致了骶尾部經絡氣血阻滯，不通則痛。一般方法治療較為緩慢，針灸治療具有較為可靠的療效，值得臨床推廣運用。

【特效用穴】

後會穴；肺心穴；心門穴；博球穴。

【臨床運用及說明】

後會穴治療尾椎處的疼痛則是根據頭骶對應關係來取穴，常與正會穴倒馬運用加強療效；肺心穴在中指之中節，對應於督脈，可治療整個脊椎上的問題，對脖頸痛、脊椎痛及尾椎痛皆能治療，主要用於尾椎骨尖端以上的部位疼痛；博球穴近於承山穴，從經脈看應在足太陽之經，無論足太陽經脈還是足太陽經別皆行於腰骶部，根據經絡所行主治所及的相關理論，足太陽經的穴位可以治療此部位的疾病，早在《靈樞·經脈》病候中記載「……項、背、腰、尻、踹、腳皆痛」的病變，這些疾病為足太陽經的病變，故可用足太陽經穴位治療，尻指的就是尾骶部。因此博球穴治療腰骶痛就非常有效，筆者在傳統針灸中以足太陽經的崑崙穴最為常用；心門穴在前臂之尾部，與腰骶相對應，又貼骨針刺，所以治療腰骶痛就有特效，主要對尾椎骨尖端痛有特效，若治療尾椎骨上下痛常與肺心穴同用。

第五節 其他雜症

一、胸腹側痛

【特效用穴】

駟馬穴；上白穴；陽陵泉穴、支溝穴。

【臨床運用及說明】

胸腹側痛就是指胸腹兩邊疼痛，對此董師設有駟馬穴與上白穴兩組穴位，臨床以駟馬穴為常用。

傳統針灸筆者以陽陵泉穴、支溝穴為常用，二穴合用有較好的療效，是根據經絡所行的理論運用，合用具有化瘀通滯的作用。

二、胸膜炎（肋膜炎）

【特效用穴】

四花中穴（點刺出血）；駟馬穴；土水中穴或重子穴、重仙穴。

【臨床運用及說明】

胸膜炎病因複雜，是由其他肺部疾病併發而致，針灸主要針對慢性起病及緩解期的治療。

駟馬穴作用於肺，是治療肺病及胸部疾病的主要穴位；土水中穴與重子穴、重仙穴均在肺經上，土水中穴與魚際穴相符，重子穴、重仙穴近於魚際穴，魚際穴為肺經之滎穴，「滎主身熱」，善治肺熱或痰多黏稠的情況，所以土水中穴與重子穴、重仙穴均能治療胸膜炎。

三、胸連背痛

【特效用穴】

馱馬穴、博球穴；腎關穴；上白穴。

【臨床運用及說明】

胸連背痛是由胸牽及背，或背牽及胸的病症，也就是胸背痛，用馱馬穴就極具特效，馱馬穴作用於肺，而通行諸氣，若與博球穴合用其效更佳，因為博球穴在膀胱經脈上，膀胱經循行於背部，從而能有效地解除這一症狀。

筆者在臨床曾治療多例相關患者，其效非常理想。如曾所治的一名患者，女性，42 歲，胸連背痛反覆發作 1 年餘，曾多種方法治療未效，來診後即以馱馬穴治療，一次明顯緩解，經 4 次治療，症狀消失。

四、脊椎骨脫臼

【特效用穴】

後椎穴、首英穴。

【臨床運用及說明】

後椎穴與首英穴其主要的作用功能就是用於治療脊椎骨脫臼的問題，董師所言的脊椎骨脫臼應是指小椎體關節功能紊亂的疾病。

五、髂後上棘兩側痛

【特效用穴】

四花外穴瘀絡（點刺出血）；腕順一穴、腕順二穴；肺心穴；腎關穴。

【臨床運用及說明】

髂後上棘部位疼痛臨床較為多見，就其所在的部位來看，應近於足少陽經，所以在四花外穴刺血非常有效。

筆者治療時先在四花外穴刺血，再常針刺腕順一穴、腕順二穴，其效較為理想。

六、脊椎中央痛

【特效用穴】

肺心穴；後椎穴、首英穴；正筋穴、正宗穴；中白穴；人中穴、後谿穴。

【臨床運用及說明】

脊椎中央痛就是指的脊椎的疼痛，董氏奇穴取穴多從對應角度用穴，如肺心穴、二角明穴、正筋穴、正宗穴均是這一理念。傳統針灸則是以經脈循行理論取穴，其病在督脈上，人中穴、印堂穴均是督脈的穴位，治療脊椎中央痛效果顯著，後谿穴為八脈交會穴之一，通於督脈，也是經脈理論。筆者治療以正筋穴、正宗穴與傳統針灸的後谿穴、人中穴為常用。

七、肩峰痛

【特效用穴】

通腎穴、通胃穴、通背穴；中九里穴；側三里穴、側下三里穴。

【臨床運用及說明】

肩峰所在的部位應在少陽經脈上，在傳統針灸中故以少陽經穴位用之，如懸鐘、陽陵泉、中渚等穴。

董氏奇穴中的中九里穴、側三里穴及側下三里穴也處於少陽經脈上，故用之也極具特效。

董氏針灸中也常以通腎穴、通胃穴、通背穴治療，其原理尚難以解釋。

八、肩胛骨痛

【特效用穴】

重子穴、重仙穴；外三關穴；心膝穴；腕順一穴、腕順二穴。

【臨床運用及說明】

肩胛骨痛是常見病，一般方法治療很難取效，董氏針灸對此能夠有效解決，筆者在臨床以重子穴、重仙穴最為常用，效果極佳，可有立效的作用。

若疼痛部位偏於肩胛骨下方時，其部位在小腸經上了，此時以腕順一穴及腕順二穴最具特效。

九、手抽筋

【特效用穴】

火陵穴、火山穴；曲陵穴；陽陵泉穴。

【臨床運用及說明】

火陵穴與火山穴治療手抽筋是二穴的基本主治，左病用右，右病用左，這是以等高對應取穴的運用，二穴在三焦經上，三焦有通行諸氣的作用。

曲陵穴與陽陵泉穴則是以筋治筋的原理，曲陵穴緊貼大筋，以筋治筋，陽陵泉穴為八會穴之筋會，故有效。

十、小腿脹痛

【特效用穴】

精枝穴（點刺出血）；手五金穴、手千金穴或火腑海穴；肺心穴；肩中穴。

【臨床運用及說明】

精枝穴是由金精、金枝兩穴組成，分別位於第 2 椎及第 3 椎旁開 6 寸的位置，主要用於小腿的疾病，點刺放血治療小腿酸脹疼痛極具效驗。

手五金穴與手千金穴則是上下對應的運用，這個部位中的火腑海穴及火陵穴、火山穴也有這個作用，火腑海穴對小腿痠痛效佳，是筆者治療小腿痠痛最常用的穴位。

肩中穴治療整個下肢疾病均有效，尤其是下肢肌肉無力以及萎縮的情況非常好，這個部位的天宗穴及李白穴也均有這一功效。

十一、下肢無力

【特效用穴】

水愈穴（點刺出血）；正會穴、鎮靜穴；肩中穴；火腑海穴；靈骨穴、大白穴。

【臨床運用及說明】

下肢無力的原因很多，其用穴主要針對無力之症。水愈穴在其功效中可治療腿酸及全身無力，所以對下肢無力就有治療作用，以刺血運用為主。

毫針針刺可有許多相關穴位的運用，肩中穴對下肢痠軟無力有很好的療效，因肩中穴處於肌肉肥厚的部位，以肉而

應脾，所以對肌肉萎縮也有很好的功效，這一部位的李白穴、雲白穴也有這一作用，而以肩中穴療效更佳、取穴方便，臨床也就以肩中穴最為常用；火腑海穴與手三里穴相符，手三里穴就是治療下肢痠痛及無力的常用穴位；靈骨穴與大白穴具有溫陽補氣、調理氣血的作用，因此對下肢無力有很好的調治功效，是臨床常用的穴位。

十二、腿冷痛

【特效用穴】

雙鳳穴（點刺出血）；木火穴；火腑海穴、火山穴；通關穴、通山穴、通天穴（任選二穴）；靈骨穴、大白穴。

【臨床運用及說明】

雙鳳穴自第 2 椎旁開半寸起，每下 1 寸一穴，連續 7 穴，兩側 14 個穴位，在臨床運用的時候，以患側用穴，一般是隔穴運用。

木火穴治療下肢冷痛極具特效，其穴名為木火，有木火之性，有溫陽的作用，所以治療下肢的冷痛就有很好的療效了；火腑海穴以三焦經定位，從陽明經取穴，三焦通行諸氣，手陽明多氣多血，故有很好的調理氣血的作用，因此能夠治療下肢冷痛；靈骨穴、大白穴均在大腸經上，陽明多氣多血，此二穴調理氣血作用甚強，能理氣、調氣，溫陽補氣作用甚強；通關穴、通山穴、通天穴在脾胃經之間，能補脾胃，透過「子能令母實」以達強心之效，有調整血液循環的作用，對血液循環障礙而致的下肢冷痛為對症治療。

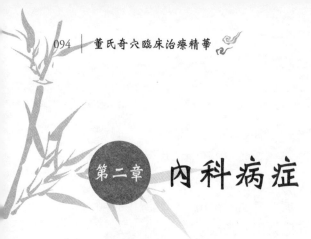

第二章 內科病症

第一節 外感病症

一、感冒

感冒是風邪侵襲人體所致的常見外感病，臨床表現以鼻塞、流涕、咳嗽、頭痛、惡寒發熱、全身不適等為主症。本病四季均可發生，尤以秋、冬兩季為多。

由於感邪之不同、體質強弱不一，可分為風寒、風熱兩大類，並有夾濕、夾暑的兼證以及體虛感冒的差別。若在一個時期內廣泛流行、病情類似者，被稱為時行感冒。時行感冒即西醫學的流行性感冒，是由流感病毒引起的急性呼吸道傳染病，症狀重，危害大。

中醫學認為，感冒是以風邪為主的六淫邪氣、時行戾氣，在人體正氣不足，衛外功能失司時，從皮毛、口鼻入侵肺衛，出現的一系列肺衛症狀。

西醫學中的上呼吸道感染、流行性感冒屬於本病範疇。

【特效用穴】

感冒三穴（點刺出血）；分金穴；曲陵穴；木穴；重子穴；三叉三穴。

【臨床運用及說明】

感冒這是最平常不過的病了，每個人一生中都會或輕或重地發生過。針灸治療感冒簡單而實效，綠色而速效，無論董氏奇穴，還是傳統針灸均有較好的療效。在董氏奇穴方面董師也設列了相當多的治療感冒穴位，可以說治療感冒的穴位幾乎遍及全身，既有點刺放血為主的穴位，也有毫針針刺的穴位。五嶺穴、後心穴、感冒三穴、七星穴、耳三穴均為點刺放血為用，筆者在臨床以感冒三穴刺血最為常用，這三穴與傳統針灸的陶道（安全穴）、魄戶（金斗穴）相符，在傳統針灸中三穴治療感冒就十分廣用，傳統針灸主要是毫針為用，這裡主張刺血為用。

董氏針灸在治療感冒中較注重刺血的治療，因為感冒是外來之邪而致，所以刺血治療既簡單又迅速，也正因為如此，董師才設立了許多刺血治療感冒的穴位。

筆者在傳統針灸刺血中也常用大椎穴、肺俞穴、少商穴，療效也極為滿意。

筆者在董氏奇穴中用毫針治療感冒以分金穴、三叉三穴用之最多，分金穴在上肢的尺澤穴（曲陵穴）上 1.5 寸，取穴方便，針刺感覺非常小，患者易於接受。董師並言本穴治療感冒、鼻炎及喉炎為特效針，這說明治療感冒極為有效，臨床運用也確實效佳，本穴處於手太陰肺經，治療感冒則是自然之理，筆者在運用時常與曲陵穴倒馬合用，效果更好。

曲陵穴與傳統針灸的尺澤穴相符，尺澤為肺經之子穴，根據「實則瀉其子」的理論，感冒則是外邪入侵之實證，所以也就非常特效了。三叉三穴與傳統針灸的液門穴相符，液門是三焦經之滎水穴，「滎主身熱」「滎輸治外經」，因此

能治療感冒。

液門穴是傳統針灸治療感冒最常用的穴位，因臨床療效確實，易於操作，故在臨床有感冒「第一穴」之稱。所以三叉三穴治療感冒也就有效了。感冒後若流涕及鼻塞時取用本穴有特效，並能立竿見影。

咳嗽時常用重子穴治療，常配重仙穴倒馬運用，當咳嗽伴有發熱時二穴同用。二穴處於手太陰肺經上，治療感冒咳嗽就極有效，對感冒而致的咳嗽、咳痰具有特效，尤其是咳痰黏稠不易咳出時本穴非常好，若是痰多就用傳統針灸的豐隆穴，豐隆是祛痰的要穴，在臨床有祛痰「第一穴」之稱，若是咳吐黃痰就加用小間穴，各有所用，針對性地處理。

針灸治療感冒能夠迅速緩解系列症狀，並且有很好的退熱作用，對反覆的感冒者也可以用針灸調節，能夠提高機體免疫力，增強抗禦病邪的能力，尤其是艾灸的運用效果頗佳。感冒後要注意休息，多喝水，飲食宜清淡，有利於恢復。

二、發　熱

發熱是由於致熱原的作用使體溫調定點上移而引起的調節性體溫升高，稱為發熱。臨床中將發熱分為外感發熱和內傷發熱，外感發熱則與外感六淫疫毒之邪，尤其是火熱、濕熱、暑熱之邪有關；內傷發熱則是臟腑功能失調鬱遏化熱引起。針灸主要針對外感發熱的處理，這裡所言及的穴位也主要針對的是外感而引起的發熱，對內傷發熱要在臟腑辨證的指導下針刺治療，非一穴能解決。

引起發熱的原因很多，可見於現代醫學中的流感、各種

感染、傳染性疾病、中暑、過敏性疾病、結核病、自身免疫系統性疾病、惡性腫瘤等疾病。

【特效用穴】

耳三穴（點刺出血）；大白穴；重仙穴。

【臨床運用及說明】

發熱一症在臨床中十分常見，尤其是外感而致的發熱更是多見，針灸正確處理非常特效，作用效捷，筆者在臨床治療發熱極為重視刺血的運用，常在傳統針灸中的大椎、耳尖、少商或十宣等穴點刺放血。董氏奇穴耳三穴退熱效果也較好，耳上穴和經外奇穴耳尖穴相符，故可以運用。

董師言大白穴發高熱特效，臨床可以點刺，也可以毫針，董氏針灸中大白穴的運用中多是和靈骨穴倒馬針一起用，在治療退熱時單純用本穴就有特效，一般不用倒馬針，筆者在臨床選擇了相關穴位刺血後，多再是毫針針刺本穴。

董氏奇穴中治療發熱除了大白穴常用之外，重仙穴在臨床中也常用，本穴治療發熱也是基本主治之一，在治療項中重仙穴能治療咳嗽、氣喘，重仙穴治療發熱，這是二穴治療功用的區別，但當病情嚴重時，二穴也常常倒馬運用。大白穴和重仙穴是筆者在臨床治療退熱時最常用的二穴，在董師所著的《董氏針灸正經奇穴》中還有感冒一、二穴，土耳穴能治療發熱，二穴在主治中均有發高熱的運用，感冒二穴因操作不便，筆者在臨床中較少用之。

傳統針灸的穴位治療發熱也有很好的作用，除了上述刺血用的穴位之外，筆者最常選擇曲池與風池二穴。

針灸對外感發熱有很好的作用，若對臟腑病的發熱還要進一步通過臟腑辨證方法處理。

三、中 暑

中暑是指在高溫環境或機體散熱不良所致的體溫調節中樞功能障礙，以汗腺功能衰竭和水、電解質丟失過多為特點的一種急性疾病。西醫學中將其分為先兆中暑、輕症中暑和重症中暑。本病的發生主要由於夏日天氣炎熱，暑日勞作，暑熱之邪內侵，或炎暑夾濕傷人，逼汗出而傷陰，導致本病。本病發生的內因為正氣不足、體虛勞倦、脾胃虛弱，或素體濕邪較重，而易於感受暑熱。

【特效用穴】

耳三穴（點刺出血）；三叉三穴；鼻翼穴；大白穴；地宗穴；解穴。

【臨床運用及說明】

中暑早期主要是突然出現高熱不解，所以迅速退熱十分關鍵，退熱最快的方法就是刺血，董氏奇穴中可用耳三穴刺血，尤其是耳上穴，也可在五嶺穴刺血，但筆者在臨床用之較少，主要以大椎穴和曲澤穴刺血最為常用，點刺出血，可起到瀉暑熱、涼血和營的作用。鼻翼穴在督脈與手足陽明經之間，溫陽及調理氣血之作用均甚佳，故提神醒腦的作用非常強，對此則有很好的功效。三叉三穴和大白穴也是以瀉熱為用，一般刺血之後再毫針運用。地宗穴和解穴用於重症，用於有神志異常的患者，地宗穴有調整血液循環，強心復甦的功效，所以用之有特效。解穴在足陽明胃經上，並近於郄穴梁丘，郄穴是氣血深在的部位，故解穴調理氣血作用甚強，因此可解除氣血錯亂所致的一系列疾病。

中暑發生後及時將患者移到通風陰涼的地方，解開衣

襟，讓病人安臥，結合物理降溫再迅速施治。

第二節　肺系病症

一、咳　嗽

咳嗽是指肺失宣降，肺氣上逆作聲，咳吐痰液而言，為常見的呼吸道疾病，是肺系疾患的主要症狀之一。「咳」是指有聲無痰；「嗽」指有痰無聲，在疾病實際中，咳與嗽多並見，故並稱為咳嗽。

本病雖為常見，但發病原因複雜，早在《內經》中就有全面的論述，《素問·咳論》曰：「五臟六腑皆令人咳，非獨肺也。」可見本病病因非常複雜，臨床根據病因基本情況將咳嗽分為了外感和內傷兩大類。外感咳嗽常由風寒熱燥等外邪從口鼻、皮毛侵襲肺衛，肺失宣肅而引起；內傷咳嗽常因飲食、情志失調、體虛等引起的臟腑功能失調所致。

咳嗽可見於西醫學中的上呼吸道感染、氣管——支氣管炎症、肺炎、肺結核、支氣管擴張、肺心病、肺癌等疾病中。

【特效用穴】

曲陵穴；重子穴；水金穴、水通穴；火腑海穴；小間穴。

【臨床運用及說明】

曲陵穴與十四經尺澤穴相符，尺澤為肺經之合水穴，「合主逆氣而泄」，肺的逆氣就是咳嗽喘憋，又為本經之子穴，根據「實則瀉其子」的理論，用曲陵穴治療咳嗽、喘憋

之實證非常特效，凡是急性的咳嗽均為外邪入侵之實證，所以瀉本穴就有很好的作用。可以點刺放血，也可以毫針針刺，筆者在臨床時遇到急性咳、喘常以點刺放血，也常配合肺俞穴的刺血，這樣療效更快。董師將重子穴的主治設有肺炎、咳嗽、氣喘的治療功效，用於呼吸系統治療是本穴的最基本作用，其穴在肺經上，並且近於肺經滎穴魚際穴，所以有清肺熱的功效，重子穴對咳嗽痰黏稠不易咳出的情況十分特效。土水穴也在這一部位，土水中穴與魚際穴完全相符，因此土水穴也能治療咳嗽喘憋的情況，也極具特效，魚際穴主要針對辨證為熱性咳嗽、實咳的患者，若與曲陵穴合用治療實性咳喘則有佳效，但對虛性咳喘不宜選用本穴組，以水金穴、水通穴為用。有類似魚際穴作用的還有小間穴，小間穴治療支氣管炎、吐黃痰，是以清肺熱作用而發揮療效，就其治療咳嗽這一病症來看，土水穴、重子穴、小間穴特性相近，主要用於實證的熱性咳嗽。

水金、水通二穴所在之處正當全息倒象之氣管及肺所在之處，順象則為下焦腎氣所在，能補肺、補腎，肺降腎納，共同完成呼吸功能；二穴所在的位置從經絡學來看，為手足陽明經所過，陽明多氣多血，氣血最為充盛，調理氣血的作用甚好，故本穴補氣益腎作用極強。又手陽明大腸與肺相表裡，足陽明經能補土生金，處處彰顯了本穴組調理肺臟功能的強大性，以及補肺氣的有效性。所以水金、水通二穴對腎不納氣之咳、喘極具特效。故是治療虛性咳、喘的特效穴位。

傳統針灸筆者以天突穴、肺俞穴、尺澤穴最為常用，臨床療效非常好。

　　針灸對初期或纏綿難癒的咳喘患者療效非常好，但如果出現了高熱及全身症狀急性期時，要注意疾病的傳變，及時綜合處理。對內傷咳嗽的治療需要堅持，防止復發。

二、支氣管哮喘

　　支氣管哮喘是一種常見的發作性、過敏性疾病，一年四季均可發病，尤以春、冬季節發病較多。哮喘的發作常與接觸某些物質（皮毛、灰塵、花粉等）有關，也可因某些炎症，如寄生蟲病產生過敏反應，引起細支氣管痙攣而突然發病，表現為發作性喘息、氣促、胸悶或咳嗽等症狀，常反覆發作，多在夜間或凌晨發作。患者多有過敏史或家族遺傳史。一般認為，本病與個體免疫功能狀態有關。

　　本病屬於中醫「哮證」「喘證」範疇。本病的基本病機為宿痰伏肺，遇外感、飲食、情志、勞倦等因素以致痰阻氣道、肺氣上逆所致。急性發作期臨床證型有寒哮、熱哮兩大類，緩解期可分為肺虛、脾虛、腎虛三型。

【特效用穴】

　　四花上穴或四花中穴、四花外穴（點刺出血），曲陵穴，足駟馬穴，水金穴、水通穴，三士穴，重子穴，靈骨穴。

【臨床運用及說明】

　　哮喘發作急驟迅速，痛苦性大，嚴重的時候可導致休克，甚或導致死亡，所以需要及時糾正，針灸若能用穴準確，一般均能立竿見影，尤其刺血的運用更為速效，董師對此就設列了多個相關刺血穴位，如四花上穴、四花中穴、四花副穴、四花外穴、十二喉穴、喉蛾九穴、金五穴等，均是

主張刺血治療本病的穴位。

一般情況下筆者在臨床刺血主要以四花上、中穴運用最多，曲陵穴也極為常用，曲陵穴既可以刺血，亦可毫針刺，是治療哮喘發作的有效穴位。對於特殊情況的患者根據基本病情選擇相應的穴位，對症用穴。若因心臟病而致的哮喘可以在十二喉穴刺血，痰多不易咳出時可在喉蛾九穴點刺出血，咽喉堵塞感明顯的時候可在金五穴刺血。

駟馬穴組是董氏奇穴治療肺病運用最廣、最為有效的穴位，凡董師名為「馬」者，均言之作用迅速，說明本穴治療肺病作用快捷。本穴組就所處的位置來看，是在足陽明胃經上，董師將治療肺病的大穴不設在肺經上，而是設在足陽明胃經上是有很深道理的。駟馬穴作用於肺與傳統針灸理論完全相合，「肺手太陰之脈，起於中焦」，中焦為脾胃所屬，提示肺經內屬於肺臟，而根於胃。《靈樞·營衛生會》言：「人受氣於穀，穀入於胃，以傳於肺，五臟六腑，皆以受氣。其清者為營，濁者為衛，營行脈中，衛行脈外，形成相互呼應。」按照五行學說，胃屬土，肺屬金，土能生金，故胃腑能夠生養肺臟和肺脈。由此而設立了本穴組，主治肺病諸症，本穴組用於哮喘治療有特效，筆者在臨床主要用於緩解期的患者以治其本；三土穴所處的位置均在肺經線上，所以能治氣喘，尤其地士穴的位置近於郄穴孔最，平喘的效果更強。郄穴能救急，哮喘發作突然嚴重，所以對急性哮喘有平喘救急之效，再配人士、天士倒馬效果更好。在運用時還常加配靈骨穴同用，以提高療效，確有相輔相成的作用；董師言重子穴能治哮喘，且小兒更有效，其實無論大人、小兒皆效，穴位在肺經上，且與滎穴魚際相近，因此重子穴就具

有了滎穴魚際的特性，魚際穴五行屬火，有通達肺經陽氣之功，對於寒邪束肺，氣管痙攣的哮喘用之極效。對於肺經火熱引發的哮喘，亦有瀉火止喘的作用。

魚際穴治療哮喘由來已久，早在《靈樞·五亂第三十四》：「氣亂於肺，則俯仰喘喝，接手以呼……氣在於肺者，取之手太陰滎、足少陰輸。」指出氣亂於肺的哮喘，可取手太陰滎穴魚際通陽氣而平喘，取足少陰輸穴太谿溫元陽而納氣。所以傳統針灸用魚際穴治療哮喘發作有特效，用董氏奇穴的重子穴和土水穴（土水中穴與魚際穴相符）也具特效，原理相同，因此用重子穴或土水穴配水金穴、水通穴治療哮喘更具有佳效，水通穴、水金穴溫元陽的作用更強於太谿穴。水金、水通二穴已在咳嗽章節詳解了，對此可參閱，水金、水通二穴無論咳還是喘皆具特效。

靈骨穴在手陽明大腸經上，大腸與肺相表裡屬金，陽明經多氣多血，針刺時緊貼拇、食指骨之間，針刺應骨，貼骨應腎，所以溫補氣血作用強大，與通於肺的大白（因作用於肺，故取其「白」為名）穴合用，靈谷、大白二穴相合有金水相通的作用，調氣補氣溫陽作用顯著，對老慢支、哮喘、肺心病均有卓效。

對於發作嚴重者，針灸治療不能及時緩解者，要配合其他療法及時緩解症狀。在平時要加強鍛鍊，增強體質，提高抗病能力。在氣候變化時要注意防範，對過敏體質患者要注意對過敏原的防範，解除過敏體質。

三、肺 炎

肺炎為西醫之病名，屬於中醫的「風溫」「咳嗽」「喘

憋」「肺熱病」之範疇，因其臨床發病率高、病情重，董氏奇穴中也載有治療本病的相關穴位，故單獨論述。肺炎是由肺炎鏈球菌、金黃色葡萄球菌及革蘭氏陰性桿菌等引起的肺實質性炎症。主要表現為胸痛、氣急、咳嗽、咳痰。典型球菌性肺炎，其痰液呈鐵鏽色；金黃色葡萄球菌性肺炎，其痰液呈膿性或膿血性。病人常有發熱、寒戰等症狀。

肺炎四季皆可發病，而多發生於冬春兩季，常在氣候變化、受寒、淋雨、疲勞過度等情況下誘發。在各年齡階段都會發生，但嬰幼兒及老年人更容易發生。

中醫認為本病的發生則是由六淫外邪侵襲肺系，或臟腑功能失調，內傷及肺，肺失宣肅，肺氣上逆所致。

【特效用穴】

大白穴（點刺出血）；曲陵穴；重子穴。

【臨床運用及說明】

董師將大白穴命名為「白」是因為本穴作用於肺，「白」應於肺，大白穴與肺經關係密切，所以治療肺病有特效，臨床以點刺放血最為特效，也可以毫針刺；曲陵穴與尺澤穴相符，可以點刺放血，也可以毫針刺，原理前面已講述；董師言重子穴治療肺炎有特效，用於肺炎的治療是本穴的基本主治，可以在大白穴或曲陵穴點刺放血，再針重子穴；也可以先在大白穴刺血，再針重子穴與曲陵穴；還也可以在曲陵穴刺血，再針大白穴與重子穴。

傳統針灸中筆者常用肺俞、孔最、尺澤、魚際幾個穴位治療，也具有很好的療效。

肺炎發病急，病情重，傳變快，臨床治療要全面分析患者的綜合情況，尤其對年老體弱及嬰幼兒要密切觀察，防止

病情進一步發展。

第三節 心系病症

一、高血壓

高血壓是以安靜狀態下持續性動脈血壓增高（超出正常範圍標準）為主要表現的一種慢性疾病。高血壓臨床上可分為原發性和繼發性兩類，病因不明確的稱為原發性高血壓，占高血壓患者的95％以上；在不足5％的患者中，血壓升高是某些疾病導致的一種臨床表現，本身有明確而獨立的病因，血壓高僅為一個症狀，如原發性醛固酮增多症、嗜鉻細胞瘤、腎素分泌瘤等。

在這裡所述的就是原發性高血壓，原發性高血壓患者除了可引起與高血壓本身有關的症狀以外，長期的高血壓還可成為多種心腦血管疾病的重要危險因素，並影響重要臟器如心、腦、腎的功能，最終可導致這些器官的功能衰竭。

在中醫學中無高血壓這個病名，歸屬於「眩暈」「頭痛」「肝風」等範疇中。中醫認為本病的發生主要是因情志失調、飲食失節和內傷虛損等導致肝腎陰陽失調。其病位在肝腎，病本為陰陽失調，病標為內生風、痰、瘀，又可互為標本。

本病在西醫學中為終生用藥性疾病，不能根治，針灸對早期、中期的輕中度高血壓有著較好的療效，能有效地改善血壓，甚至能使增高的血壓恢復到正常，對重度高血壓可有效地改善症狀，減少各種併發症的發生，減少用藥量。

【特效用穴】

五嶺穴（點刺出血）；太陽穴（點刺出血）；四花外穴（點刺出血）；富頂穴、後枝穴；火菊穴；正會穴；火硬穴。

【臨床運用及說明】

董師對高血壓的治療設列了較多的穴位，既有刺血用的穴位，也有毫針刺的穴位，在臨床以刺血與毫針相結合的方法處理，療效非常好。刺血用的穴位有四花外穴、四花中穴、五嶺穴，毫針刺的穴位有富頂穴、後枝穴、支通穴、落通穴、下曲穴、上曲穴、火菊穴，除了火菊穴以外均在四四部位的上臂部，這是董師臨床治療高血壓所設穴位。

筆者在臨床常一般先刺血，多以五嶺穴與四花外穴、四花中穴交替用穴，五嶺穴一組由四十個穴點組成，臨床運用時以偏上方的穴點為用，病情重、時間久的高血壓就多刺幾個點，時間短、病情輕的就少刺幾個點。四花外穴臨床運用中以刺出黑血治療高血壓，治療時在四花外穴及四花中穴周圍找瘀絡點刺放血，每週 2 次刺血，筆者就是這樣刺血運用的。火菊穴所治療的多是心腦血管導致的症狀，對改善因高血壓所導致的頭暈目眩、心悸不安有較好的療效。

火硬穴近於行間穴，針刺本穴有平肝潛陽、息風活絡的功效，對肝陽上亢、肝風內動所致的高血壓療效頗佳，常與火主穴倒馬針。二穴與正會穴合用，效果更加令人滿意，正會穴與傳統針灸的百會穴相符，百會穴也有平肝息風的作用，與正會穴合用有協同之效。富頂與後枝二穴也有治療高血壓的作用，主要用於肝腎陰虛而致的血壓高，並對高血壓而致的頭暈、頭痛、疲勞等症狀有很好的調節作用。傳統針

灸筆者以人迎、太衝、曲池、湧泉口穴最為常用。

針灸主要針對原發性高血壓，對輕、中度高血壓有較好的效果，早期及時正確治療能完全治癒，對重度高血壓可改善症狀。在治療時要積極配合合理的生活起居調理，加強體育鍛鍊，保持樂觀的情緒十分重要。

二、低血壓

目前低血壓尚無統一標準，一般認為血壓持續低於 90／60mmHg（1mmHg＝133.32Pa，老年人低於 100／70mmHg）的病症。低血壓分為體質性、體位性和繼發性三類，以體質性低血壓最為常見，一般認為與體質強弱、年齡和遺傳有關。

低血壓歸屬於中醫學「眩暈」「虛損」的範疇。中醫學認為，凡稟賦不足，後天失養，病久體虛，積勞內傷等均導致臟腑氣血陰陽虧虛，脾虛不能化生氣血，心虛血液運行無力，腎虛腦髓失養，均可導致本病。

【特效用穴】

正會穴；火腑海穴；靈骨穴；四花上穴。

【臨床運用及說明】

正會穴與百會穴相符，百會穴屬督脈經穴，是三陽經、督脈與足厥陰之會穴。百會穴具有升陽固脫，益氣固本，調節內臟，疏通腑氣，暢達氣機，增強機體免疫功能，增加腦血流量，改善腦部供氧等作用，針刺百會穴既有立竿見影改善低血壓而致的眩暈、乏力的功效，又能有效地調整低血壓狀態，因此正會穴也能調整低血壓狀態，具有雙向調節的作用；火腑海穴是在按之肉起，銳肉之端處在肉厚的位置，脾

主肉，刺肌肉應脾，有補脾健胃之功。

　　本穴則是以三焦來定位，而是從陽明經取穴，三焦與腎相別通，所以還能補腎，具有很好的調補作用，有先後天同調的功效，所以董師言火腑海穴能治療貧血、腿酸、頭暈、眼花、疲勞過度之虛證，這些症狀就是低血壓所表現出來的一系列臨床表現，董師並主張用灸法，在董氏奇穴中一般不用灸法，而本穴是唯一一個董師提出用灸的穴位，灸之確有很好的作用；靈骨穴是溫陽補氣之要穴，善於補氣溫陽，尤其與大白穴倒馬運用，效果更佳，前面已詳解。

　　傳統針灸中筆者以百會穴、人迎穴、足三里穴最為常用，每個穴位都有很好的升壓功效。針灸調理低血壓有較好的作用，對繼發性低血壓需要治療原發疾病。在平時要增強體質，加強鍛鍊，增加營養是關鍵。

三、心　悸

　　心悸就是患者平常所說的心慌、心跳的感覺，患者自覺心中悸動、惶惶不安，甚至不能自主為表現的病症。一般多呈發作性表現，往往因勞累或情緒激動而誘發，常伴有胸悶、氣短、失眠、健忘、眩暈等症。

　　輕症又稱為「驚悸」，多為功能性，病情時輕時重，與心理因素有重要的關係，透過現代檢查往往沒有異常，重症又稱為「怔忡」，多為器質性疾病而致，多呈持續性，透過現代醫學檢查多能發現相關問題。

　　中醫學認為本病的發生多因體質虛弱、飲食勞倦、七情所傷、感受外邪及毒物所傷等因素，導致氣血陰陽虧虛、心神失養，或邪擾心神、心神不寧。

心悸多見於西醫學中的心臟神經官能症、風濕性心臟病、冠狀動脈硬化心臟病、肺源性心臟病、高血壓心臟病、貧血、甲狀腺功能紊亂等疾病。

【**特效用穴**】

心常穴；心門穴；火菊穴；通關穴、通山穴、通天穴；火硬穴；人士穴。

【**臨床運用及說明**】

董師在一些穴位主治中載有心跳的功效，這就是我們平常所說的心慌不安，也就是指的心悸，在董師所著的書籍中治療本病的穴位有諸多，幾乎遍及各個部位，一一部位有小間穴、中間穴、心常穴，二二部位有重仙穴，三三部位有人士穴、火串穴、火陵穴、火山穴、曲陵穴，四四部位有肩中穴，六六部位有火連穴、火硬穴、火主穴、火菊穴，七七部位有四花上穴、四花副穴，八八部位有通關穴、通山穴、通天穴，十十部位有州火穴，十二部位有胃毛七穴，這麼多的穴位治療心悸，我們該如何選用呢？每個穴位各有特性，臨床運用時一定要根據疾病和穴位的特性用穴，這樣方能合理取穴，正確用穴，各穴具有很強的針對性。

因器質性心臟病而致的心悸，筆者以通關穴、通山穴、通天穴作為首選，一般任選二穴為倒馬針治療，心衰伴有心悸的用火硬穴，心常穴用於心律失常伴有心悸的患者，心門穴主要用於心氣虛導致的心悸，心悸伴有頭暈首選火菊穴，心動過速伴有心悸的患者首選心常穴或人士穴，也常配地士穴或天士穴為倒馬針。

在傳統針灸中筆者以內關穴最為常用，內關穴治療心臟病則是最常用的穴位，在傳統針灸有心臟病「第一穴」之

稱，臨床有「心胸取內關」之用。本穴為心包經之絡穴，有寧心通絡、安神定悸的作用。其次就是神門穴，神門為心之原穴，心為君主之官，神明出焉，因此主要用於功能性的心悸，有寧心定悸的功效。

針灸治療心悸有較好的療效，尤其是由功能性的疾病引起的患者，具有針到立效的作用，器質性疾病若能辨證針對性處理也有極佳的效果。

四、心律失常

心律失常是西醫之病名，是指心律起源部位心搏頻率、節律，以及衝動傳導等任何一項發生異常。臨床分為快速型心律失常和緩慢型心律失常，常見於現代醫學中的竇性心律不整、心動過速、心動過緩、心房纖顫等。其症狀主要表現為心悸、胸悶、頭暈、乏力，或出現噁心、嘔吐、心前區疼痛或暈厥等。目前西醫臨床中有多種類型的心律失常藥，但因其副作用及耐藥性，使得臨床運用受到限制，針灸治療有著較好的作用，既無不良現象，又無耐受性，治療往往可有速效。本病屬於中醫學中的「心悸」「怔忡」「胸痺」「心痺」等範疇。中醫認為本病主要由於心血不足、心陽不足，或水不濟火，或瘀血阻絡所致。

【特效用穴】

四花中穴、四花外穴（點刺出血）；心常穴；心門穴；人士穴；通關穴、通山穴、通天穴；火串穴。

【臨床運用及說明】

心律失常是心臟收縮的頻率或心臟節律的異常，是多種疾病的一個概稱，所以在臨床治療時要根據心臟的節律快

慢、病因、病性選擇用穴。快速型的心律失常常用人士穴（常加配地士或天士倒馬針）或心門穴；如果心動過緩的常用通關穴、通山穴或心常穴；如果有胸悶或是瘀血（瘀血阻絡）而致的常在四花中、外穴點刺放血；心血不足的常用通關穴、通山穴；心陽不足常用心常穴；水不濟火用火串穴；器質性心臟病者主要以通關穴、通山穴或人士穴為主；心律失常出現胸悶以心門穴為主。

傳統針灸用穴首選的穴位仍是內關穴，其次還是神門穴，針灸治療心律失常有非常好的療效，針灸治療已有悠久的歷史了，早在《針灸甲乙經》就曾記載「心澹澹而善驚恐，內關主之」的文字。

透過長期的臨床實踐觀察，針灸確為治療本病的良法，針刺不僅起到控制症狀的作用，而且對原發疾病也有著明顯的調整功效，尤其對心動過速者更有效。

五、心絞痛

心絞痛是指由冠狀動脈供血不足，心肌急遽的、短暫的缺血、缺氧所引起的臨床綜合徵。多在受寒、飲食、勞累或情緒激動後發作，典型的表現為胸骨後或心前區突然發生壓榨性疼痛、緊悶和窒息感、恐懼感以及呼吸困難，伴心悸、胸悶、氣短、汗出為特徵。少數不典型的患者疼痛部位可在胸骨下段，甚至在上腹部。疼痛可放射至左肩，並沿左臂的前面內側到達小指與無名指，有時疼痛可放射至頸部、咽部及下頷部。多呈反覆發作，一般可持續時間為幾秒鐘至幾分鐘不等，個別的可達十幾分鐘，經休息或用藥後可緩解。

心絞痛可歸屬於中醫學中的「胸痺」「心痛」「厥心

痛」「真心痛」等範疇，其發生常與寒邪內侵、情志失調、飲食不當、年老體虛等因素有關。

【特效用穴】

四花中穴、四花外穴（點刺出血）；火包穴（點刺出血）；火膝穴；地宗穴；火主穴、火硬穴。

【臨床運用及説明】

心絞痛發病急邃迅速，痛苦性大，變化快，容易引發心肌梗塞，因此需要及時正確治療，針灸治療既簡單又快速，可作為救急的一種有效方法之一。火包穴就是董師推薦用於治療本病的首選穴位，本穴與傳統針灸的經外奇穴獨陰穴相符，獨陰穴也是傳統針灸治療心臟病之效穴，本穴點刺放血治療心絞痛快速而確切，也可以指掐用之療效也確實。

傳統針灸刺血治療本病筆者以中衝穴或曲澤穴最為常用，中衝為心包經之井穴，井穴有救急的功效，「井主心下滿」，心包代心受邪，因此本穴用於急性心絞痛的治療既操作方便，又有確實的功效，是首選的穴位。曲澤為心包經之合穴，有化瘀通滯的作用，所以對心血管系統有很好的調整功效。本穴在補充心臟氣血的基礎上，能解決氣血瘀滯所引起的虛損，改善其症狀。早在《內經》中言「心肺有邪其氣留於兩肘」，在此處刺血可以迅速解決心臟瘀滯所帶來的問題。火膝穴與手太陽小腸經的井穴少澤穴相符，井穴皆是急救的要穴，手太陽小腸經與心經相表裡，故能治療。地宗穴是董師用於急救的要穴之一，其治療功效為陽證起死回生及心臟病的救急，陽證起死回生指的就是心臟絞痛這一類重病，關於陽證起死回生的詳細理論筆者在所著的《董氏針灸學》中有詳細的解說，感興趣的讀者可參閱。火主即心主，

其穴位在足厥陰經脈上，足厥陰通於手厥陰，同名經相通也。本穴周圍又有太衝脈，針之有以脈治脈之作用，且本穴在五行中屬火，與心相應，因此火主穴有強心復甦之效，治療心絞痛有極佳的作用，與火硬穴倒馬針作用更強。

筆者在傳統針灸治療心絞痛常用的單穴則是內關穴、郄門穴和至陽穴，這三個穴位臨床運用也確實具有非常實際的療效。內關穴是傳統針灸治療各種心臟病的首選穴位；郄門為心包經之郄穴，心包代心受邪，郄穴善治急症，因此本穴對心絞痛的治療有較佳的療效；至陽穴為督脈之穴，督脈為陽脈之海，至陽穴又為陽氣至盛之處，所以用至陽穴可溫通心陽，散寒解痙，陽氣通陰寒散，疼痛而自止。

針灸治療心絞痛是由有效地改善冠狀動脈循環，抗心肌缺血、缺氧作用，迅速達到緩急止痛的療效。

六、冠心病

冠心病，全稱為「冠狀動脈粥樣硬化性心臟病」，是一種最常見的心臟病，是指因冠狀動脈狹窄、供血不足而引起的心肌功能障礙和器質性疾病，故又稱為缺血性心肌病。冠心病是多種冠狀動脈病的結果，但冠狀動脈粥樣硬化占冠狀動脈性心臟病的絕大多數（95%～99%）。主要表現為心前區憋悶、心慌、氣短、出汗及心前區疼痛等，多發生在 40 歲以上的人，男性多於女性，以腦力勞動者為多。

本病屬於中醫學的「胸痺」「厥心痛」等範疇。中醫學認為，本病的發生病位在心，又與肺、肝、脾、腎有關。基本病因是年老體衰或久病腎虧，或過食膏粱厚味、損傷脾胃，或情志鬱結、氣滯血瘀、心脈痺阻，或寒邪侵襲、痺阻

胸陽而致。

目前本病已成為全世界高發疾病，也是死亡率高發疾病之一，西醫學認為本病的發生與高血脂、高血壓、肥胖、糖尿病及吸菸等動脈硬化易患因素有密切的關係，因此有效地杜絕易患因素，則是預防本病發生的重要途徑。

【特效用穴】

四花中穴、四花外穴（點刺出血）；火山穴、火陵穴；通關穴、通山穴、通天穴；心門穴；人士穴、地士穴、天士穴。

【臨床運用及說明】

冠心病的發生發展是一個較慢的過程，其恢復也是一個慢性過程，若想達到根本治療需要一定的時間，一般經過幾次針刺多數患者症狀會有很好的改善，甚至症狀消失，但是若想徹底地治療，那就漫長了，在治療時筆者是刺血與毫針皆用，刺血每7～15天一次，初期治療是一週一次刺血，病情穩定後是每半個月一次刺血，刺血點筆者是以四花中、外穴和肘彎部找瘀絡刺血，兩處交替用穴。

四花中、外穴是董氏刺血所用的重要穴位，在主治中董師將四花中、外穴刺血寫得非常明確，主治甚廣，二穴處刺血可用於心臟血管硬化（就指此病）、急性胃痛、腸炎、胸部發悶發脹、哮喘、肋膜炎、肋膜痛、坐骨神經痛、肩臂痛、耳痛、慢性鼻炎、頭痛、高血壓，其治療大有波及全身疾病之勢，透過臨床運用確實很有效。用肘彎治療心臟疾病自古代就有明確記載，如《靈樞・邪客》載：「肺心有邪，其氣留於兩肘；肝有邪，其氣留於兩腋；脾有邪，其氣留於兩髀；腎有邪，其氣留於兩膕。」說明心肺有邪氣會滯留於

肘彎，根據「菀陳則除之」，在肘彎部刺血治療心肺疾病具有特效，所以有用尺澤穴刺血治療肺病，用曲澤穴刺血治療心臟病的臨床實用方法，在臨床刺血的時候，一般不拘泥於穴點，凡在肘彎處有瘀絡即可刺血。

治療本病筆者以通關穴、通山穴、通天穴用之最多，這是董師治療心臟病最常用的穴，董師設有通關、通山、通天三穴點，用於各種心臟病的治療，臨床可以任選二穴治療，筆者以通關配通山用之最多，臨床療效非常確實，這是根據「子能令母實」的臨床運用原理，具有治本的功效。其三穴在治療心臟病的闡釋方面筆者在《董氏針灸學》中有較為全面的介紹，感興趣的讀者可參閱。其次還常用火陵穴、火山穴治療，董師將此二穴命名為「火」，是作用於心的意思，二穴從經絡來看處於三焦經脈上，在治療時自三焦透向心包，三焦具有通調氣機的作用，心包代心受邪，因此針刺二穴治療本病有著較好的作用，尤其改善本病所帶來的胸悶、胸痛、心煩之系列症狀有立竿見影的效果。

人士穴與地士穴在治療本病中也是主要針對改善本病所帶來的臨床症狀而運用。所以筆者在臨床運用時治標可以選擇火陵穴、火山穴或人士穴、天士穴為主，治本的時候以通關穴、通山穴或四花上穴、心門穴為主的治療思路，再配合四花中、外穴及肘窩處的刺血治療。

針灸治療本病由來已久，透過現代實驗研究以及臨床驗證都得到了充分的肯定，是治療冠心病非常有價值的一種方法。本病最突出的臨床表現是心絞痛，因此針灸臨床中多以心絞痛的病名論述，以冠心病論述的治療較少，這樣往往限制了臨床進一步的推廣運用。

在傳統針灸中以內關穴運用最為廣泛，其療效已得到了臨床驗證，對心臟及冠狀動脈供血功能有明顯的改善，無論對患者自我症狀改善還是臨床檢查指標結果皆有確實的作用。其次還常用的有膻中、巨闕、心俞、厥陰俞等穴位。在治療時或治療後還應當注意誘發因素，注意休息，起居有常，低鹽低脂飲食，積極減肥，保持樂觀的心情，杜絕一切誘發因素的發生，這對本病的預防與治療均有重要作用。

七、心肌炎

心肌炎為西醫之疾病名稱，是指心肌中有侷限性或瀰漫性急性、亞急性或慢性炎性病變。可由多種原因而導致，在本篇所闡述的主要是因病毒而致的心肌炎。臨床中主要以呼吸道或腸道各種感染病毒所引起的心肌炎為多見。

本病症狀的輕重有很大差異性，主要以突然的心悸、胸悶、乏力、噁心、頭暈為主要表現，嚴重者可導致心臟衰竭。本病可見於任何年齡，尤以兒童和青年人為多見。

可歸屬於中醫學中的「短氣」「心悸」「心痛」等疾病範疇，中醫認為由於機體虛弱，復感外邪，內舍於心而發病，由於邪熱傳心，化火則致心火熾盛。隨著病情的發展，心的氣血陰陽被耗，證候由實轉虛，出現了心氣（陽）虛和心陰（血）虛的證候。

【特效用穴】

四花中穴、四花外穴（點刺出血）；四花上穴、四花中穴；心門穴；通關穴、通山穴、通天穴。

【臨床運用及說明】

董師原著穴位治療功效中所言的「心臟炎」就是指本

病，在全書中明確指出能治療本病的僅有四花中穴、四花副
穴、心門穴。四花中、外穴點刺放血可治療各種心臟病，本
病也可以在此處點刺放血，最適宜於新患者，以袪除外邪。
四花穴組中的四花中穴及四花副穴有治療本病的功效，但是
筆者在臨床主要以四花上穴和四花中穴為常用，本病發生主
因是正氣不足、邪毒侵心，患者而出現心悸、疲乏無力、頭
暈及活動後加重的虛證表現，這是因心血不足或心陰虛損而
致，所以在治療時應以調補氣血為原則，尤其是病程較久的
患者，已過急性期的治療必須抓住健脾胃，以助化源，四花
上穴及四花中穴就在多氣多血的足陽明胃經上，針刺四花上
穴及四花中穴即可達到這一目的。通關、通山、通天三穴是
董師治療心臟病的第一要穴，猶如傳統針灸的內關穴，本穴
組治療心肌炎仍有較好的療效，以「子能令母實」來實現補
虛損的問題，治療原理也猶如四花上穴及四花中穴。

　　休息調養對本病預後有著至關重要的作用，因此加強休
息十分重要，保持樂觀的心態，安心靜養，這對病情的恢復
有重要作用。

第四節　脾胃系病症

一、呃　逆

　　呃逆俗稱為「打嗝」，古代稱為「噦」，西醫中稱為
「膈肌痙攣」。在臨床中甚為常見，其發病主要是以胃氣不
降，上衝咽喉而致喉間呃呃連聲，聲短而頻，不能自控的表
現。臨床輕重表現差異性極大，輕者不治而癒，重者頑固難

癒，被稱為「頑固性呃逆」，還有的則為一些重病之危候，臨床處理十分棘手，常是疾病的後期。

針灸治療呃逆療效顯著，對於輕症早期的呃逆往往一穴一次而解，對於一些頑固性的呃逆，辨證準確也能立起沉痾。所以臨床明確辨證是關鍵。

【特效用穴】

總樞穴（點刺出血）；水金穴、水通穴；土耳穴。

【臨床運用及說明】

呃逆在傳統針灸中有諸多的單穴能夠有效治療，在臨床報導的單穴多達幾十個，這充分說明了呃逆是針灸之優勢病種，可以一穴一法就能解決。

筆者在臨床曾用單穴治療過多例各種呃逆患者，取效理想，多數患者則有立竿見影之效，傳統針灸中筆者以攢竹穴、翳風穴、內關穴、膈俞穴用之最多。

董氏針灸筆者以水金穴、水通穴常用，二穴有很好的順氣功效。二穴所處的位置全息順象為下焦腎氣所在，倒象為氣管及肺所在之處，有金水相通之意，所以名之為水金、水通，補肺補腎，肺降腎納，從而以達降氣的作用；總樞穴治療六腑不安、嘔吐，這說明本穴有降逆鎮靜的功效，猶如內關穴一樣，用於嘔吐極效，治療呃逆也有確實的作用，用時極為方便，點刺放血即可；土耳穴應於脾胃，按壓土耳穴，有調暢氣機、和胃降逆止呃的作用。

二、胃　痛

胃痛是指上腹胃脘部發生的疼痛，又稱為「胃脘痛」。在歷代文獻所記述的「心痛」與「心下痛」多是指此病而

言，與心臟疾患所引起的心痛症不是一回事，心臟疾患而致的疼痛稱為「真心痛」，如《內經》所載：「真心痛，手足青至節，心痛甚，旦發夕死，夕發旦死。」因此應當予以區別。

中醫臨床根據疾病的性質分為虛實兩類，實證則因寒凝、食滯、氣鬱、血瘀，致胃氣阻滯，不通則痛；虛證為中焦陽虛、抑或陰虧，胃腑失於溫煦或濡養，不榮則痛。胃痛可見於西醫學中的多種疾病，如胃痙攣、胃神經症、急慢性胃炎、消化性潰瘍、胃下垂等疾病中。針灸對本病有很好的止痛效果。

【特效用穴】

四花中穴、四花副穴（點刺出血）；四花上穴；土水穴；腸門穴；火主穴；門金穴。

【臨床運用及說明】

刺血針法是董氏針灸的重要針法，尤其對於痛症的治療多是必用的方法，在胃痛的治療中，董師也列出了好幾個刺血穴點的運用，有四花中穴、四花副穴、五嶺穴，在四花中穴與四花副穴中，董師言刺出黑血治療急性胃痛，筆者在臨床也經常運用，對於急性胃痛在這一部位找瘀絡刺血有很好的療效，可有血出立效的作用。如筆者一鄰居飲食不當而致胃部痙攣，劇疼難忍，雙手抱腹急去門診救治，疼痛致滿身大汗，與筆者在小區偶遇，當時筆者背包中僅存一次性刺血針具，而無備用毫針，故在四花中穴區找瘀絡刺出黑血，當血出後，患者即驚呼疼痛已減，由剛才痛苦狀轉為眉開眼笑，使圍觀者嘖嘖稱奇。

四花上穴所處的位置在足三里的內側，緊貼於脛骨，足

三里治療胃腑之病是每個針灸師所熟知的，四花上穴針感更強、作用更大，治療胃痛則是基本作用；土水穴在主治中董師言能治療胃炎及久年胃病，本穴治療胃痛也極具特效，治療胃病不僅有確實的功效，而且有深厚的理論基礎，《靈樞・經脈》記載：「胃中寒，手魚之絡多青矣；胃中有熱，魚際絡赤。」胃部的寒熱問題皆可在此處反映出來，既能反映病變，當然也就能夠治療相應的病變。從經絡學角度看，還與肺經「起於中焦……還循胃口」有關，雖然在肺經，卻能治療胃病；火主穴與傳統針灸的太衝穴相近，太衝穴為木土穴，具有很好的疏肝和胃作用，火主穴緊貼骨而針，作用更強，因此用於肝鬱氣滯而致的胃痛則有特效。傳統針灸治療胃痛的特效穴更多，筆者在臨床最常用的有至陽、足三里、梁丘、內關、中脘等穴，若能辨證用穴，可針到痛止。

針灸不但能夠迅速解除胃痛的症狀，而且對疼痛所伴隨的上腹脹滿、噯氣、噁心等症狀則有立竿見影的改善作用，尤其對單純性胃痙攣可有顯著的療效，多能立即見效而痊癒。

三、嘔　吐

嘔吐是指由於胃氣上逆，迫使胃之內容物從口吐出的病症。在古代醫籍中根據嘔吐的特點又有區分，常以有物有聲稱之嘔，有物無聲稱之吐，無物有聲稱之乾嘔。臨床上嘔與吐一般多是同時出現，所以就並稱為「嘔吐」了。

中醫學認為本病的發生多與外邪犯胃、飲食停滯、情志失調、病後體虛等因素有關，這些因素的產生導致了胃失和降、胃氣上逆產生了嘔吐。

西醫學認為，引起嘔吐的原因非常複雜，一般可分為反射性嘔吐和中樞性嘔吐兩大類。反射性嘔吐主要見於消化系統疾病，中樞性嘔吐主要見於顱腦疾病、藥物反應或中毒及神經嘔吐等。在這裡所述及的主要是指反射性嘔吐而致的患者，也就是消化系統類疾病，如現代醫學中的胃神經官能症、急慢性胃炎、幽門痙攣、胃黏膜脫垂症、功能性消化不良、膽囊炎、胰腺炎等疾病，其他的嘔吐也可以參閱。

【特效用穴】

總樞穴（點刺出血）；曲陵穴（點刺出血）；通關穴、通山穴、通天穴；水金穴、水通穴；心門穴。

【臨床運用及說明】

董師在《董氏正經奇穴學》一書中也載有多個穴位用於嘔吐的治療，並且主要以刺血運用為主，刺血的穴位有七星穴、五嶺穴、總樞穴，毫針刺的穴位有心門穴、耳環穴。

筆者在臨床治療急性嘔吐也極為重視刺血的運用，對於急性嘔吐刺血治療作用最快，筆者則以曲陵穴和總樞穴為常用，總樞穴是民間廣為運用的一個刺血治療嘔吐的經驗穴區，這一點筆者在很小的時候就目睹過農村老人為患者在這一部位刺血治療本病的過程，也見到在胸腹部金五穴、胃毛七穴區刺血治療嘔吐的場景，對這些民間奇驗印象頗深，影響至今，也是筆者愛好針灸的一個重要原因。

筆者對曲陵穴刺血運用治療嘔吐更是印象頗深，影響更加深遠，筆者曾目睹一老者為家父用本穴治療急性嘔吐的神奇過程，這一部分內容早在筆者所寫的拙作《針灸特定穴臨床實用精解》一書中有全面的記載。曲陵穴就是尺澤穴，尺澤為肺經之合穴，「合主逆氣而泄」，嘔吐就是一種逆氣，

這一運用自古就有相關記載，如《針灸資生經》中載有「尺澤主嘔瀉上下出」的運用。《靈樞‧邪氣臟腑病形》中有「經滿而血者⋯⋯取之於合」的運用，因此刺血治療就極為特效。這是筆者臨床一直最為常用的刺血治療嘔吐的特效穴，尤其對急性嘔吐極具特效，多有血出立效的作用。

筆者許多學生曾親試過本穴之效，因為學生來自全國各地，許多新學員初來後，不能適應水土，故經常出現急性上吐或下瀉的問題，若一旦出現嘔吐，就立在曲陵穴周圍瘀絡點刺出血，然後再針刺內關穴，可以說無不效者。在應用毫針治療中，筆者以傳統針灸內關穴與董氏奇穴中的心門穴最為常用，董氏奇穴中水金穴、水通穴還有通關穴、通山穴、通天穴用之少一些，若是神經性嘔吐時就配用通關、通山、通天三穴，尤其是妊娠嘔吐，此三穴是筆者必用之穴。

四、腹　痛

腹痛，俗稱「肚子痛」，是指胃脘以下，恥骨毛際以上部位發生疼痛為主症的病症。包括脘腹、脅腹、臍腹、少腹、小腹等部位，由此可見腹痛包括的範圍極為廣泛，這是廣義的腹痛，是指自上腹的胃脘部到小腹部，包括了西醫學中的胃、肝、膽、胰、腸、膀胱、子宮、輸卵管、闌尾、前列腺、輸精管等多臟器的病症。狹義的腹痛不包括胃脘痛在內，這一部分則有專門的篇章（胃脘痛章節）論述，狹義的腹痛而是指自臍周以下的疼痛，也稱為下腹痛，就是這個篇章所述及的。腹痛發病原因極為複雜，可包括西醫學中炎症、腫瘤、出血、梗阻、穿孔、創傷及功能障礙等原因，根據發作的形式又分為急性與慢性兩種。

　　中醫學認為，本病多與感受外邪、飲食所傷、情志失調、素體陽虛等因素相關，基本病機為寒凝、濕熱、食積、氣鬱等邪阻滯氣機，脈絡痺阻，不通則痛，或脾陽不振，中髒虛寒，臟腑經脈失養，不榮而痛。

【特效用穴】

　　四花中穴、四花外穴（點刺出血）；腸門穴；四花下穴、腑腸穴；手五金穴、手千金穴；門金穴、靈骨穴；花骨四穴。

【臨床運用及說明】

　　用於治療下腹痛的穴位董師設穴不多，僅有以下幾穴，有頭面部的腑快穴，手指部的指五金穴、指千金穴，小臂部的手五金穴、手千金穴，還有足部的花骨四穴，這幾穴筆者在臨床也較少用之，治療小腹痛筆者臨床用之最多的是門金穴配靈骨穴，門金穴為土經之輸穴，「輸主體重節痛」「大腸、小腸皆屬於胃」，所以治療腸胃痛極效，再配靈骨穴作用更佳，靈骨穴作用於肺，肺與大腸相表裡，二穴上下相應，治療腹脹、腹痛極效。手五金穴、手千金穴，二穴名為「金」，應於肺與大腸，故用於腹痛。腸門穴處在小腸經上，從太極全息對應來看，處在下焦的部位，能治療腹痛、腹瀉，因此對腸道痙攣而致的腹痛尤為特效。四花下穴與腑腸二穴，處在下焦部位，並在足陽明胃經上，因此對腸胃疾病均有療效，二穴一般倒馬同用，董師提示腑腸穴不單獨用針。花骨穴是由四個穴點組成，依次排列，其主治以全息理論為用，花骨一穴治療頭眼，花骨二穴治療上肢，花骨三穴治療腰脊，花骨四穴治療小腹及坐骨神經等。因花骨四穴在足底，角質層較厚，疼痛敏感，故在臨床用之較少。

傳統針灸調理腹痛要根據疼痛的部位決定用穴，若在上腹部筆者常用中脘穴、足三里穴；若在臍周的疼痛常用上巨虛穴治療；若在臍下（小腹）用下巨虛穴治療；若在小腹兩側（臍腹）用太衝穴或曲泉穴治療。

針灸治療某些腹痛具有很好的療效，但是腹痛的原因眾多，在治療時必須明確診斷，尤其要排除西醫所言的急腹症，在治療急腹症時要密切觀察患者的系列變化，合理診斷，明確治療。

五、便 秘

便秘是腸道中的常見疾病，是指大便秘結不通，排便週期或時間延長，或雖有便意但排便困難的病症，也就是大便次數與便質的改變。

西醫學中根據病程或起病方式分為急性和慢性便秘；根據有無器質性病變分為功能性與器質性便秘。

針灸治療主要針對的是功能性便秘，極具特效，是針灸的優勢疾病，非常值得臨床大力推廣運用，對器質性便秘也可以參閱這一章節處理。

中醫學認為，便秘的發生多因飲食不節、情志失調、年老體虛、感受外邪所致；病位主要在腸，與脾、胃、肺、肝、腎等臟腑功能失調有關；基本病機為大腸傳導失常，實則多熱結、氣滯、寒凝，導致腸腑壅塞，邪阻行便；虛則常因氣血陰陽虧虛，氣虛則行便無力，陰虛、血虛，腸失濡潤，無水行舟。

【特效用穴】
火串穴；三其穴（其門穴、其角穴、其正穴）。

【臨床運用及說明】

董師推薦治療便秘的穴位不多，僅有火串、水中和水腑三穴，並且水中穴與水腑穴臨床用之甚少，臨床以火串穴用之最多。火串穴從取穴來看與傳統針灸的支溝穴完全一致，支溝穴是歷代治療便秘的要穴，在臨床支溝穴可以單獨或與他穴配用治療各種便秘。早在《類經圖翼》中記載：「凡三焦相火熾盛，及大便不通、胸脅疼痛者，據宜治之。」《玉龍歌》言：「大便秘結不能通，照海分明在足中，更把支溝來瀉動，方知妙穴有神功。」這是支溝合用照海治療便秘的記載，至今支溝與照海穴仍是傳統針灸治療便秘的有效組合。因此支溝穴就是治療便秘的要穴，火串穴治療便秘也就自然特效了。三其穴在董師原著中並沒有記載治療便秘的經驗，但是董氏奇穴傳人研究發現，三其穴（其門穴、其角穴、其正穴）同用治療便秘極具特效，尤其頑固性便秘更具特效，最早記載見於賴金雄醫師所著的《董氏奇穴經驗錄》中，後在臨床廣為運用，確具特效。

傳統針灸中除了支溝穴之外，還有諸多特效穴位治療便秘，如照海穴、大腸募穴、天樞穴、承山穴以及經驗效穴便秘穴點（天樞旁開 1 寸）等皆有較好的功效。

在治療的同時要囑患者養成定時排便的習慣，加強身體鍛鍊，避免久坐少動，多食粗糧蔬果，多飲水，少食辛辣刺激性食物，可有效地預防或改善其症狀。

六、急性腹瀉（急性腸炎）

急性腹瀉是指發病突然、來勢急驟的一種腸道疾病，以腹痛、大便次數增多、糞便稀薄甚或水樣為主要症狀的腸道

疾病。中醫認為本病的發生多因內傷飲食，外受寒濕，以致大腸傳導功能失調；或因夏秋季節感受濕熱之邪所引起。在中醫中稱之為「霍亂」「飧瀉」「暑泄」「傷食瀉」「泄瀉」等。

【特效用穴】

委中穴（點刺出血）；四花外穴（點刺出血）；腸門穴；足五金穴、足千金穴。

【臨床運用及說明】

急性腹瀉發病急，大量地失水，容易導致電解質紊亂，需要迅速止瀉，針灸對急性功能性腹瀉、急性胃腸炎有很好的療效。筆者在治療這類疾病均是先刺血，最常在委中穴刺血，委中有調暢胃腸氣機，降逆止泄的作用。委中為膀胱經之合穴、膀胱腑下合穴，「合治內腑」「合主逆氣而泄」。針刺委中穴能清血分之毒熱，毒熱之邪得解，氣機復常，故病速癒。尤其西醫中所言的急性胃腸炎有著特效作用。

四花外穴治療急性腸炎是董師所言的主治功效之一，主張刺血運用，並且言之為刺出黑血，此部位刺血不僅能治療本病，主治甚為廣泛，是董氏奇穴重要的刺血部位，臨床運用時在這一部位找瘀絡點刺出血即可。

腸門穴在以腕部為中心之太極全息對應中，在大腸部位，其穴從經脈來看，處在小腸經脈上，小腸為分水之官，利濕作用極強，能治療腸道疾病，故董師名為腸門，「門」者，有開闔出納及直達之意，腸門直通於腸，作用於腸道疾病，故對急性腹瀉有很好的作用，為加強其療效，常以肝門穴為倒馬針加強其功效。足五金、足千金二穴名為「金」，金應於肺和大腸，因此二穴主治咽喉疾病和腸道疾病，在其

主治中董師言能治急性腸炎，筆者在臨床也經常運用二穴治療相關疾病，確能收到臨床佳效。

筆者在傳統針灸中治療急性腸炎以水分、天樞、上巨虛三穴最為常用。在治療急性腹瀉時要及時迅速處理，以免發生脫水和電解質紊亂現象，治療時要合理適當飲食，忌食生冷、辛辣、油膩之品。

七、泄瀉（慢性腹瀉）

泄瀉也即腹瀉，這裡指的是慢性腹瀉，多見於西醫所言的結腸炎類疾病，病勢緩慢，病程較長，泄瀉多呈間歇性發作。表現為大便時溏時瀉，遷延反覆，飲食不當或感受寒濕則便次增多，便質變稀，常伴有腹痛及腸鳴。中醫認為本病的發生多因感受風、寒、暑、濕邪氣，飲食不節、情志失調、脾胃虛弱、脾腎陽虛等因素而致。所以在中醫中根據其病因還有「濕瀉」「寒瀉」「脾虛瀉」「五更瀉」等稱謂。

慢性腹瀉多數遷延難癒，一般治療較為棘手，針灸治療有著較好的療效，值得臨床推廣運用。

【特效用穴】

四花下穴、腑腸穴；腸門穴；足千金穴；門金穴。

【臨床運用及說明】

慢性腹瀉多指的是慢性腸炎，在董師所著的《董氏奇穴正經奇穴學》中有諸多的穴位可治療這類疾病，刺血用的四花中穴、三江穴、腑巢二十三穴，毫針用的指五金穴、指千金穴、門金穴、四花下穴、腑腸穴、水腑穴等。這些穴位運用中多數既能治療急性腹瀉也能治療慢性腹瀉，而只是慢性腹瀉治療時間更長一些，在治療時更要注意調節生活，注意

合理起居飲食，這對治療極為重要。肝脾不和而致的腹瀉以
腸門穴、肝門穴為用；腹瀉伴有腹痛時以門金穴為最佳，或
慢性腸炎急性發作時以腸門穴、門金穴為主穴；脾胃虛弱而
致的慢性腹瀉以四花下穴、腑腸穴為主穴；五更瀉時以門金
穴或通腎穴、通胃穴為常用。臨床一定要根據病性和伴隨的
症狀選擇用穴。

在傳統針灸中筆者以神闕穴、關元穴、天樞穴、三陰交
穴為常用，並在臨床運用時常以艾灸為主要的方法，確能收
到非常好的療效，具有操作簡單、療效高的特點。治療時一
定注意調適生活，這極為關鍵。

第五節　肝系病症

一、眩　暈

眩暈是目眩和頭暈的總稱，以眼花、視物不清和昏暗發
黑為眩；以視物旋轉，或如天旋地轉不能站立為暈，因兩者
同時並見，故稱眩暈。引起眩暈的疾病種類很多，西醫臨床
根據眩暈的不同有多種分類方法，根據眩暈的性質可分為真
性眩暈和假性眩暈；根據病變的解剖部位可分為系統性和非
系統性眩暈；按照病變部位和臨床表現不同又分為周圍性與
中樞性眩暈。

中醫學認為本病的發生多與憂鬱惱怒、恣食厚味、勞傷
過度及跌仆外傷等有關。情志不舒，氣鬱化火，風陽升動，
或急躁易怒，肝陽暴亢，而致清竅被擾，即「諸風掉眩，皆
屬於肝」「無風不作眩」；嗜食肥甘厚味，脾胃健運失司，

聚濕生痰，痰濕中阻，清陽不升，濁陰上蒙清竅，即「無痰不作眩」；素體虛弱，或病後體虛，氣血不足，清陽不展，清竅失養，或過度勞傷，腎精虧耗，腦髓不充等，即「無虛不作眩」；以及跌打損傷，瘀血阻竅，「瘀血致眩」。可見眩暈病因複雜，臨證當應仔細甄別，方能針到立效。

【特效用穴】

正會穴；靈骨穴；通關穴、通山穴、通天穴；六完穴、火硬穴；人皇穴、腎關穴。

【臨床運用及說明】

眩暈病因複雜，種類繁多，因此董師對眩暈的穴位設列也較多，幾乎各個部位均有治療眩暈的穴位，如手指部的中間穴，手掌部的中白穴，下臂的火腑海穴、腸門穴，上臂部的富頂穴、後枝穴、支通穴、落通穴，足部的火菊穴、火硬穴、火散穴、火連穴，小腿部的腎關穴、四花上穴、人皇穴，大腿部的通關穴、通山穴、通天穴、中九里穴，頭面部的水通穴、水金穴、後會穴，後背部的水腑穴。穴位之多，遍及之廣，由此說明了本病的重要性及複雜性。這麼多的穴位如何進行有效的選用呢？若想準確用穴，仍離不開相關的辨證，只有合理的辨證用穴，方能發揮每穴的特效功用。

中醫有「無虛不作眩」，可見虛證是導致眩暈的重要原因，氣血不足或腎氣虧虛是主要原因，氣血不足而致的眩暈首選靈骨穴，靈骨穴在手陽明經脈上，陽明氣血充盛，貼骨而應腎，故溫補氣血甚效，常與大白穴倒馬針，加強溫補氣血的作用。腎虛而致的眩暈可有諸多的穴位選用，有人皇穴、腎關穴，可以單用，也可以倒馬針運用，還有水金穴、水通穴治療腎氣虧虛而致的眩暈，筆者以人皇穴用之最多，

若是肺腎不足時可用水金、水通二穴。「諸風掉眩，皆屬於肝」「無風不作眩」，這說明肝風內動是致暈的重要原因，肝風而致者常用上三黃穴、六完穴、火硬穴、中九里穴，這幾個穴位皆有非常好的療效，筆者以六完穴最為常用。

六完穴與俠谿穴相近，俠谿為膽經的滎穴，具有清瀉肝膽之火的作用，對肝陽上亢而致的眩暈具有特效。血液循環系統而致的眩暈以通關穴、通山穴、通天穴最為有效，有調整血液循環的作用，由強心補血而改善眩暈，可用於腦供血不足及心肌供血不足而致的眩暈。正會穴與百會穴相符，百會穴居一身之最高，與肝經相會，有平肝息風之效，又是督脈與三陽之交會穴，督脈入腦，具有鎮靜的作用，督脈又是人體諸陽經脈的總會，統領一身之陽氣。因此正會穴就是治療眩暈的要穴，常與他穴配合運用而獲取療效。

傳統針灸中，除了百會穴以外，還有曲池穴、內關穴、風池穴為常用，是治療眩暈的基本用穴。針灸治療眩暈療效較好，雖然引起眩暈的病因病機繁雜，但是在眩暈的發作急性期，均以止暈為主，緩解期以治本為主的治療原則。

二、癇　病

癇病是一種反覆發作性神誌異常的病症，又名為「癲癇」，俗稱為「羊癇風」。臨床以突然意識喪失，甚則仆倒，不省人事，強直抽搐，口吐涎沫，兩目上視或口中怪叫，醒後一如常人為特徵。發作前可伴有眩暈、胸悶等先兆，發作後常有疲倦乏力等症狀。

本病多因七情失調，先天因素，精神因素，腦部外傷，六淫之邪，飲食不節，勞累過度，或患他病後，造成臟腑失

調，痰濁阻滯，氣機逆亂，風陽內動所致，而尤以痰邪作祟最為重要。

【特效用穴】

上三黃穴；通關穴、通山穴、通天穴；火枝穴、火全穴；上瘤穴；正會穴、鎮靜穴。

【臨床運用及說明】

董師對癲癇病的設穴較少，僅有腎關穴、金前下穴和金前上穴，翻閱已出版的董氏奇穴相關專著及資料報導，對三穴用於本病治療經驗運用發揮較少，尤其金前下穴和金前上穴對本病的運用經驗報導甚少。

董氏傳承人對治療癲癇病的運用多從不同的辨證發揮運用，為此臨床有諸多的治療經驗，如賴金雄醫師有用火枝穴、火全穴配土水穴治療癲癇病，治療 1 個多月可根治的經驗。賴醫師還有用通關、通山、通天三穴中任取二穴再配上三黃穴治療癲癇病久扎會治癒的經驗。楊維杰醫師從「針方應對理論」創用火枝穴、火全穴配腎關穴治療本病的經驗。胡丙權醫師以上三黃穴配正會穴、前會穴、後會穴、正筋穴、靈骨穴治療特效的經驗。這都是董氏傳人的臨床運用發揮，這種百花齊放的臨床經驗，使得董氏奇穴大放異彩，充滿了生機與活力。

筆者在治療本病時主要從兩個理論方面用穴：一是根據督脈入腦，督脈有極強的鎮靜安神作用，透過傳統針灸的用穴足以證明這一點，在督脈穴位中大多數均有這一治療功效，筆者在臨床也是這樣運用，在臨床曾治療過多例癲癇病患者，均獲取了顯著療效，如筆者所治療的 3 例兒童癲癇患者，此 3 例患者發病均極為頻繁，並經省級醫療機構所確

診，來診所用均是督脈穴位，每次用穴不超過 5 個穴位，均
經針刺後，皆未再發作，經過治療一定時間後，至今患者未
再發病；二是根據肝風內動、肝主筋的理論，患者發病均為
抽動痙攣表現，根據肝主風、主筋的理論，筆者以上三黃穴
為常用，上三黃穴作用於肝，所以用之。因此就有了筆者在
臨床上用三黃穴（作用於肝），正會穴、鎮靜穴（二穴在督
脈上）、神門穴治療本病的基本用方，臨床效果確實。

　　筆者用這一處方不僅用於治療本病，而且治療顫證（以
頭部或肢體搖動、顫抖為主要臨床表現的病症）也獲得了顯
著療效，如西醫學所言的帕金森氏症、特發性震顫等一類疾
病，臨床也治療數例相關患者，取效理想。

三、脅　痛

　　脅痛是指一側或兩側脅肋部疼痛而言，是臨床常見的一
種症狀。脅，指側胸部，為腋以下至第 12 肋骨部的總稱。
中醫認為，脅痛的發生常與情志不遂、飲食所傷、外感濕
熱、勞欲久病等因素有關。《靈樞・五邪》指出：「邪在
肝，則兩脅中痛。」《素問・藏氣法時論》說：「肝病者，
兩脅下痛引少腹。」脅肋部為肝膽經絡所過，脅痛的形成多
與肝膽疾患有關，所以其病位主要在肝、膽，又與脾、胃、
腎有關。病機多為氣滯、血瘀、濕熱等邪阻閉，肝膽脈絡不
通，或陰血虧虛，肝絡失養。

　　在前面已經介紹了體表胸脅痛的內容，見脅肋痛章節，
在本章節中詳述的是內臟脅痛內容，可見於西醫學中的急慢
性膽囊炎、膽石症、膽道蛔蟲症、急慢性肝炎、肝硬化等內
臟疾病。主要表現為上腹部或右上腹疼痛脹悶，可有明顯的

壓痛，疼痛時重時緩，可伴有口苦納呆、噯氣頻頻、寒戰發熱等表現。

【特效用穴】

肝門穴（急性肝炎最有效）；上三黃穴（以慢性肝炎及肝硬化為主）；木炎穴（以急性肝炎為主）；火枝穴、火全穴（以膽囊炎為主）；木斗穴、木留穴（以肝臟硬化為主）；木枝穴（以膽結石為主）。

【臨床運用及說明】

這一篇章主要介紹的是內臟疾病而引起的脅痛，也就是因肝膽疾病而導致的疼痛症狀，包括了西醫學諸多的疾病，如急慢性肝炎、急慢性膽囊炎、膽結石、肝臟硬化及腫大等肝膽系列疾病，均可參閱本節內容治療。

急慢性肝炎在現代臨床治療中則是較為棘手的疾病，因為所有的藥物均從肝臟來分解，當肝臟自身有了疾病之後，肝臟功能就會下降，若是再用大量的藥物就會加重肝臟的負擔，損傷肝臟，因此不用藥物來治療就是一個首選的方法，針灸就可以由調整自身功能來達到有效的治療，可惜的是，在現代有了肝病而能自動接受針灸治療的患者甚少，這當是在肝病方面需要加大力度來研究與推廣的一個可行方法。筆者在臨床曾以針灸治療過數例肝病患者，獲效理想，尤其是急性肝炎療效佳，所以值得臨床重視與推廣運用。

急性肝炎針灸治療效果良好，在董氏奇穴中董師指出肝門穴治療急性肝炎具特效，本穴對急性肝炎臨床運用確具佳效，因肝在右側，所以董師強調治療時以左手為主（一般沒有必要雙側都針，臨床應當注意），對肝炎引起的腸炎加配腸門穴為倒馬針，治療效果甚佳，董師在操作中有針下後立

止肝痛,將針向右旋轉,胸悶即解（這是指當捻轉肝門穴後胸脅部症狀而立解）；將針向左旋轉,腸痛亦除（這是指當捻轉腸門穴後腹痛就會立即解除）的操作技巧。

木炎穴作用於肝,炎為火之意,由此可明確木炎穴用於木旺上火之病,董師在治療作用中言本穴能治療肝炎、肝腫大、肝硬化之疾病,由臨床運用來看,本穴對急性肝炎最具特效,對解除各種肝病引起的相關症狀（如口苦、易怒、煩躁、脅痛等）有極佳的效果,猶如傳統針灸行間穴。也就是急性肝病以肝門穴、腸門穴倒馬針為本病的治療主方,也可根據症狀配用木炎穴。

上三黃穴應於肝,可治療各種肝病,對肝病有廣泛的治療作用,急慢性肝炎均有效,但臨床以慢性肝炎最為主要,一般三穴同用,也可以配用肝門穴,急性肝炎時則僅以明黃穴配肝門穴、腸門穴同用即可。頑固性患者可加用上曲穴刺血,在本穴的運用中董師以三棱針點刺治療肝硬化和肝炎。慢性肝炎以上三黃穴為主,也可以配用腸門穴,頑固性患者加用上曲穴刺血。

再就是肝硬化的治療,肝硬化為西醫之病名,屬於中醫「脅痛」「黃疸」「癥瘕」「積聚」等範疇,肝硬化治療更為複雜棘手,臨床治療與慢性肝炎方法基本相同,本病的治療更注重了刺血的運用,刺血主要在上曲穴的運用中,董師強調用此穴刺血可以治療肝硬化或肝炎,除了在本穴刺血之外,亦可在傳統針灸背俞穴肝俞部位刺血。毫針的運用筆者在臨床中除了以上三黃穴為主穴之外,亦常以木斗、木留二穴為用,木斗、木留二穴所處的位置在胃經上,而應於木,作用於肝脾,是治療肝脾兩臟疾病的要穴,對肝硬化、脾腫

大均具有確實的功效，肝硬化患者均有肝脾同病的情況，因此木斗穴、木留穴是非常對症的穴位。

筆者用針灸治療過 5 例肝硬化患者，經治療後生存期均超過 3 年，其中 3 例患者至今較為健康，並已停藥，生存期均超過 5 年。

以上肝病是臨床常見的疾病，也是複雜性的疾病，在臨床非一穴一法所能解決，這裡只是提供了一個治療思路，相關疾病以此為主穴，其根本治療仍離不開辨證的思路，辨證結合用穴。

膽囊炎及膽石症是西醫臨床極為常見的疾病，現代西醫處理往往得不到有效解決，常反覆發作，針灸處理極為有效。在董氏奇穴中可有諸多的穴位運用，治療肝病的上三黃穴組，作用於膽的火枝穴、火全穴，面部的木枝穴等均可運用。董師有用明黃、其黃、火枝三穴同時下針治膽囊炎的經驗，臨床運用確有其效。

治療膽囊炎筆者在臨床以火枝穴、火全穴為主穴，配木枝穴或其黃穴最為常用，傳統針灸筆者以膽腑下合穴陽陵泉、經外奇穴膽囊穴、膽經原穴丘墟最為常用；治療膽結石以木枝穴最為常用，木應於肝，膽為肝之分支，因作用於膽（治療肝虛、膽虛、膽結石、小兒夜哭），故稱為木枝，本穴主要補膽虛為用，對膽結石治療具有特效，是膽結石運用之主穴。

董師有用火全、火枝、其黃三穴治療膽結石止痛的臨床運用，三穴合用治療膽結石止痛有確切的療效，有很好的止痛之效，也有排石之功。筆者在臨床治療膽結石則以木枝穴為主穴，配用火枝穴、火全穴或配其黃穴為基本處方。

四、黃　疸

黃疸是消化系統疾病的常見症狀之一，可見於多種消化系統疾病中，尤其是肝膽疾病，如西醫臨床中的急慢性肝炎、胰腺炎、膽囊炎、膽石症、肝硬化及肝、膽、胰腺腫瘤等疾病，在某一時段常以黃疸為主要表現，凡臨床以黃疸為主要表現的疾病均可參閱本章節。

黃疸主要以目黃、膚黃、尿黃為主要症狀，其中尤以目睛黃染為重要特徵。發生黃疸的原因主要是脾濕胃熱，蘊伏中焦，膽液不循常道而溢於肌膚所致。就其性質，可分為陽黃與陰黃兩類。

陽黃主要表現為身黃、目黃，顏色鮮亮，發熱口渴，小便黃赤短少，身重腹滿，大便秘結，舌苔黃膩，脈弦數或滑數；陰黃主要表現為色澤晦暗，身重倦怠，納少脘悶，神疲畏寒，口淡不渴，舌淡苔白膩，脈沉遲或濡緩。

針灸治療黃疸古醫家就留下了諸多經驗，這說明針灸對黃疸的治療有較好的作用，董氏奇穴也有諸多的穴位能夠有效地處理。

【特效用穴】

上三黃穴；眼黃穴；火枝穴、火全穴、其黃穴；肝門穴、腸門穴；木斗穴、木留穴。

【臨床運用及說明】

明黃、天黃、其黃三穴皆因能治療肝病黃疸，故取其名為「黃」。臨床治療黃疸病有非常確實的作用，主要用於慢性肝病所致的黃疸，如慢性肝炎、肝硬化、肝癌等疾病皆可以上三黃為主穴，上三黃是通治黃疸的一個基本用穴，臨床

根據疾病調加相關的穴位可更具針對性的處理。

慢性肝炎可僅用上三黃穴即可；若肝硬化或膽道占位性疾病常配木斗穴、木留穴；若是因膽囊發炎而致的慢性黃疸常以其黃穴配火枝、火全二穴治療，這也是董師治療黃疸病的基本用方。急性黃疸則以肝門與腸門倒馬為主穴，可配眼黃穴或明黃穴治療。

傳統針灸治療黃疸病主要以化濕利膽退黃為治則，筆者在傳統針灸中以至陽、陽綱、腕骨三穴為常用。針灸治療黃疸有較好的效果，尤其對急性黃疸型肝炎最為特效。

黃疸因病情複雜，病情多較重，因此臨床治療應當明確辨證，治療原發疾病為本，退黃為標，在此針對性地用穴僅是組方的一個思路。

第六節 腎系病症

一、水 腫

水液瀦留在體內，泛溢肌膚而引起頭面、眼瞼、四肢、腰背甚或全身浮腫的症狀稱為水腫。中醫學認為，水腫是全身氣化功能障礙的一種症狀表現，常因風水相搏、水濕浸漬、濕熱內蘊、脾虛濕困、陽虛水泛，致肺、脾、腎三臟功能失調，三焦水道失暢，水液停聚，泛溢肌膚而成。《金匱要略・水氣病脈證並治》根據病因和脈證的不同，將水腫分為風水、皮水、正水、石水和黃汗五種類型。由於水邪偏勝於某臟，就會出現某臟的病症，因此又有心水、肝水、肺水、脾水和腎水之五臟水的名稱，可見水腫之疾較為複雜，

牽及臟腑多，涉及的病種多。水腫雖然病因多、疾病複雜，歷代醫家對水腫病分類雖有所不同，但目前臨床多以朱丹溪的陰水和陽水的分類法為主要運用。

陽水起病急，初起多自面部開始，較為迅速波及全身，水腫以腰部以上為主，皮膚光亮，按之凹陷易復，胸中煩悶，甚則呼吸急促，小便短少而黃，苔白滑而膩，脈浮滑或滑數；陰水起病緩慢，多自下肢足跗開始，逐漸波及腹、背、面部，水腫時起時消，按之凹陷難復，氣色晦暗，小便清利或短澀，舌淡，苔白，脈沉細或遲。

水腫一症常見於西醫學中的腎病、心衰、肝硬化、貧血、營養障礙、內分泌失調等疾病中。可見疾病複雜而頑固，在此用穴僅是治療本類疾病的一個用穴思路，臨床治療仍離不開辨證的基礎。

【特效用穴】

下三皇穴；通腎穴、通胃穴、通背穴；中白穴、下白穴；水曲穴；水相穴、水仙穴。

【臨床運用及說明】

由以上概述可明確引發水腫的病因極為複雜，牽及的臟腑較多，因而臨床治療較為棘手，因此董師對水腫的治療也設列了較多的穴位，所設之穴主要針對腎性水腫。如中白穴、下白穴、水相穴、水仙穴、下三皇穴、通腎穴、通胃穴、通背穴，均是以治療腎病水腫為主。除了以上主要針對腎性疾病而致的設穴之外，另外還記載人宗穴、四花下穴、腑腸穴治療水腫的運用。

水相穴與傳統針灸的腎之原穴太谿穴極為相近，太谿穴是傳統針灸治療水腫的要穴，因此水相穴也就有此功效，臨

床治療時多與水仙穴倒馬運用。

下三皇穴與通腎穴、通胃穴、通背穴均在脾經上，其治均作用於腎，因此具有脾腎同調的功效。治療腎性水腫主要治法就是從脾腎論治，所以此二穴組最合節拍，故成為治療腎性水腫的重要穴位。

筆者在臨床治療腎性水腫則以天皇穴與通腎穴最為常用；對其他原因而致的水腫，尤其是全身水腫，筆者以通腎、通胃、通背中的任意二穴為倒馬針最為常用；四肢水腫筆者以中白穴配水曲穴最為常用。

傳統針灸治療本病則以辨陽水、陰水為要，陽水治療以肺、脾經為主，表證解除後則以陰水為治；陰水則以脾、腎經為主。臨床整體調理以陰陵泉、復溜、水分、氣海四穴最為常用，面部水腫以水溝穴為常用，足跗浮腫以足臨泣、商丘二穴為常用。

二、癃　閉

癃閉是泌尿系統疾病中常見的一個症狀，相當於現代醫學中的「尿瀦留」。是一種疾病兩個階段的表現，癃閉均是指排尿困難，只是程度的不同。癃是尚能小便，但是出現了排尿不暢，點滴而出，病勢一般較為緩慢；閉則是指小便完全不能排出，病情發展較為迅速。因兩者多相互轉化，故常一併論述。

中醫學認為本病的發生是因濕熱下注、肝鬱氣滯、腎氣虧虛以及尿路瘀阻等導致了三焦氣化不利，膀胱開合失司而致。其病位在膀胱，又與三焦關係密切。正如《內經》所說：「膀胱者，州都之官，津液藏焉，氣化則能出焉。」

癃閉這一症狀常見於西醫學中的前列腺增生、前列腺肥大、前列腺腫瘤、膀胱炎、膀胱頸攣縮、膀胱腫瘤、尿道結石以及應用某些藥物導致或各種手術後而致。這些疾病針灸治療均可參閱這一章節。

【特效用穴】

馬快水穴、六快穴（針對膀胱疾病）；天皇穴、四花上穴；火主穴（針對膀胱炎）。

【臨床運用及說明】

筆者在臨床曾治療過多例癃閉患者，一般均取效理想，所治患者多是以男性前列腺疾病和女性產後為多見。筆者傳統針灸治療常以膀胱的募穴中極穴為主穴，本病病位在膀胱，膀胱為六腑之一，根據「陽病行陰」的理論，腑病取之募穴。其穴處在膀胱所在的位置，所以具有直接疏調膀胱氣化，而通利小便的作用，筆者一般是針灸並用，多有立竿見影的功效。

如在 8 年前，曾治療一名老年男性因前列腺增生而致尿閉，急到醫院就診，當時醫院建議先導尿後再手術的治療方法，當時老者不願接受手術，其女兒是筆者的一名患者，故急轉到筆者處針灸治療，來診後一邊用粗艾條艾灸中極穴部位，一邊用指壓法按壓中極穴，經 15 分鐘左右就能開始淅淅瀝瀝排尿，經過 1 個小時左右的治療，瀦留的尿液基本排淨。一般所有的癃閉患者急性發作筆者均以中極穴為主穴。

董氏奇穴中馬快水穴是治療膀胱疾病的要穴，可用於膀胱結石、膀胱炎、小便頻數的治療，因治療膀胱疾病作用迅速，古曰「馬」。馬快水穴治療癃閉效果也確實，以馬快水穴或六塊穴倒馬運用效果更好。

火硬穴近於肝經滎穴行間穴，足厥陰肝經「循股陰，入毛中，環陰器，抵小腹」，是經絡所行的運用，尤其是中醫辨證為下焦濕熱者療效極佳。天皇穴、人皇穴與傳統針灸的陰陵泉穴、三陰交穴相符，二穴均為脾經之穴，在傳統針灸中二穴是歷代治療本病的要穴，二穴合用具有疏肝、健脾、益腎，行氣化瘀，通利小便的作用。

傳統針灸中筆者以中極穴為基本用穴，前列腺疾病以秩邊透水道穴最為常用，產後尿瀦留以水道穴最為常用。

針灸治療癃閉療效確實，當閉證發生則為急證，因此及時正確的處理極為關鍵，閉證發生則是膀胱急性水腫而致，因此及時消除水腫是關鍵，艾灸有很強的滲透力，灸之具有宣散通陽開結的作用，若陽通結散，能夠較快地改善膀胱的水腫，所以艾灸治療癃閉證急性發作具有確實的作用，筆者在臨床透過多例患者的治療也驗證了這一點。

三、淋　證

淋證是指小便頻數，滴瀝刺痛，尿之不盡，小腹拘急或痛引腰腹為主要特徵的一種尿路系統疾病。中醫學認為，淋證病因可因外感濕熱、飲食不節、情志失調、稟賦不足或勞傷久病。主要病機為下焦濕熱，熱移膀胱，導致膀胱氣化不利；或年老，或勞傷，脾腎氣虛失於固攝而膏脂下泄；或陰虛火旺，虛火灼傷絡脈。中醫學根據症狀和病因病機，可將其分為熱淋（指的膀胱炎、尿道炎）、血淋（伴有小便出血）、石淋（指的泌尿系結石）、氣淋（指的小便困難）、膏淋（指的乳糜尿）和勞淋（指的腎虛）六種。

淋證可見於西醫學中的尿路感染、尿路結石、急慢性前

列腺炎、尿道綜合徵和乳糜尿中,這些疾病均可參閱這一章節的治療。針灸治療具有取穴少、見效快的優勢。

【特效用穴】

通腎穴、通胃穴、通背穴;下三皇穴;馬快水穴;六快穴、七快穴;火硬穴。

【臨床運用及說明】

淋證主要包括了現代醫學中所言的泌尿系感染和泌尿系結石這一類疾患,因此用穴主要針對這兩個方面。馬快水穴是董師專用於膀胱結石和膀胱炎的治療,因膀胱結石導致的石淋或因膀胱炎導致的熱淋用馬快水穴均是對症用穴,具有特效的作用;六快穴、七快穴是針對尿道結石、尿道炎的治療,凡因尿道炎症或因尿道結石而致的淋證就以二穴倒馬針對症處理;火硬穴與傳統針灸之行間穴相近,行間為肝經之滎穴,「滎主身熱」,肝經繞陰部一週循行,所以行間穴能清瀉下焦濕熱,治療尿道炎、膀胱炎甚效。

火硬穴與行間穴相近,因此火硬穴也有特效作用。筆者在臨床經常以此穴為主穴治療尿頻、尿急(中醫辨證下焦濕熱)的患者獲得特效。

如所治一名男性患者,因勞累缺水導致尿頻、尿急、尿痛等尿路感染症狀,來診之前每隔 20 分鐘左右即要排尿,來診後即針刺火硬穴與中極穴,即刻感覺小腹舒適,不再有尿意之感,30 分鐘取針後,症狀消失。

下三皇穴與通腎穴、通胃穴、通背穴均是董師用於本病治療的穴位,所有穴位均在脾經上,但董師定為腎經,作用於腎,具有脾腎同調的功效。

對於稟賦不足或勞傷久病虛證患者取用腎三通(通腎、

通胃、通背）有著較好的療效，可針對膏淋、氣淋、勞淋的患者用針。

傳統針灸中筆者以中極、氣海、三陰交、行間、陰陵泉穴為常用之穴。

四、泌尿系結石

泌尿系結石是一個概稱，包括了腎、輸尿管、膀胱和尿道多個部位的結石。臨床以突然發生的劇烈腰痛且牽引少腹，並有尿路不暢，排尿困難，甚至在排尿時突然中斷，尿中常常帶血。腹痛、腰痛一般多發生於一側，有時疼痛往往突然加劇，並向下放射至會陰部，疼痛難忍，以至出現面色蒼白、出冷汗、嘔吐等現象，這種情況被稱為腎絞痛。

本病屬於中醫學「石淋」「砂淋」「血淋」等範疇。中醫學認為，飲食不節、下焦濕熱、腎陽不足而致結石是本病的發病基礎；機體排石過程中，結石刺激臟腑組織是發生絞痛的直接原因；結石傷及臟腑組織黏膜、血絡則會出現尿血的現象。

針灸對結石的止痛有著確實的作用，多有立竿見影的功效，是解決結石疼痛的一種有效方法。

【特效用穴】

水愈穴（針對腎結石，點刺出血）；馬金水穴（針對腎結石）；馬快水穴（針對膀胱結石）；六快穴、七快穴（針對尿道結石）。

【臨床運用及說明】

董師在水愈穴的主治中有治療腎結石的功效，並在運用中指出用三棱針扎出黃水者，可為主治腎臟的特效針。這說

明治療腎臟疾病以及腎臟結石可用刺血的方法，以刺出黃水者為有效，也說明在點刺時不宜太深，刺破皮即可。馬金水穴對腎結石有特效，馬快水穴治療膀胱結石特效，二穴相距甚近，馬快水穴在馬金水穴直下 4 分，在臨床常以二穴為倒馬針治療腎結石、膀胱結石，均有特效，針刺後多能立止疼痛，其效猶如馬之速度快也，古曰「馬」。因作用於腎，稱之為「水」。所以有了馬金水、馬快水之稱。

筆者治療腎結石先在水愈穴淺刺出黃水，再以馬金水為主穴與馬快水倒馬毫針刺。傳統針灸筆者以腎俞穴、氣海穴、太谿穴為常用。膀胱結石以中極穴、水道穴為常用；六快穴與七快穴均是尿道結石的特效針，二穴倒馬運用功效強大，因對尿道結石的止痛作用快捷，效力迅速，故稱之為「快」。傳統針灸治療尿道結石，筆者以三陰交穴與中封穴為常用。透過這幾組穴位的運用，可以看出董氏奇穴穴位運用分辨率極高，董師用穴極為細膩，治療腎結石、膀胱結石、尿道結石各有相關的特效穴相應對。

五、遺精及早洩

在非性交的情況下精液自洩，稱為遺精，又名遺瀉、失精。因夢而瀉稱為夢遺，無夢而瀉稱為滑精。青壯年偶有遺精，過後無其他症狀者，這屬於「精滿自溢」的生理現象，不作病論，也無須治療。中醫學認為，遺精與所求不遂，情慾妄動，沉溺房事，精脫傷腎，或勞倦過度，氣不攝精，或飲食不節，濕濁內擾等原因有關。

早洩是指在房事時過早射精而影響正常性生活，中醫學認為多與情志內傷，濕熱侵襲，縱慾過度，心腎不交，久病

體虛有關。遺精與早洩的病位均在腎，其基本病機均為腎失封藏，精關不固，所以一同來論述。

【特效用穴】

地皇穴、人皇穴；水腑穴；通腎穴、通胃穴、通背穴；正會穴、鎮靜穴、水腑穴（針對早洩）。

【臨床運用及說明】

由以上用穴就非常明確地看出了治療原理，用穴均作用於腎，這是因為遺精與早洩病位在腎，腎失封藏，精關不固為二者之病機，所以以益腎固精是共同治法，但是二者又有不同，早洩與心理和情緒因素有重要的關係，所以在治療時不能僅僅益腎固精，還要加強安神定志的調理，因此筆者在治療早洩時常加用鎮靜安神的穴位施以調理，如上方中的正會穴、鎮靜穴就是以起到安神定志的功效，有助於精關的固攝。

在遺精的治療中主要是強化腎氣，增強其固攝作用，以調補腎氣為主。

以上用穴董師均從補腎而設穴，下三皇穴與通腎、通胃、通背三穴均是董師用於補腎的要穴，其治療功效也言明了有治療遺精與早洩的作用。

水腑穴就是傳統針灸的腎俞穴，腎俞是腎的背俞穴，具有陰陽同補同調的功效。筆者在傳統針灸運用時主要以灸法最為常用，功效更好。

筆者在治療遺精時以人皇穴配地皇穴最為常用，症狀較重時可加用腎關穴；早洩時以正會穴、鎮靜穴、水腑穴為常用，水腑穴灸之。傳統針灸中以志室穴最為常用，志室為藏志之室，療效特別好，早洩嚴重時再配以神門穴。

六、陽　痿

　　陽痿即指成年男子未到衰退年齡的時候，有性慾要求時，陰莖不能勃起或勃起不堅，因而不能夠進行正常的性生活，就稱之為陽痿。

　　在古代稱之為「陰痿」，在張景岳的《景岳全書・陽痿》中稱之為「陽痿」，自後一直稱之為本名。

　　中醫認為本病的發生則是由於命門火衰，房勞太過，或年少時誤犯手淫，或早婚，以致精氣虧虛，命門火衰，故成為本病。

　　在西醫學中稱之為陰莖勃起功能障礙，是男性性功能障礙最常見的一種類型。

　　目前西醫往往僅是治標的作用，而不能達到根本調整，針灸方面有著較好的作用，不但有即時的療效，且具有調整根本的優勢。

　　【特效用穴】

　　人皇穴、地皇穴、正會穴；腎關穴、人皇穴。

　　【臨床運用及說明】

　　腎主生殖，開竅於二陰，腎陽不足，命門火衰，生殖機能衰退而見陽痿，這是臨床最主要的病因，因此調補腎陽最為重要，傳統針灸以命門、關元二穴艾灸作用最有效，這是筆者在臨床治療命門火衰而致的腎陽不足最常用的方法。

　　董師在設穴中也是以此而用，所設穴位有地皇穴、人皇穴、水腑穴、通腎穴、通胃穴、通背穴，均是從補腎的原理而設。在董氏奇穴中筆者以腎關穴配人皇穴最為常用，腎關穴具有大補腎陽的作用，人皇穴與三陰交相近，具有健脾、

疏肝、補腎的功效，二穴合用，具有通絡益腎、補腎壯陽的作用。

本病許多患者與心理因素有重要的關係，因此寧心安神的治療也十分重要，對情緒敏感的患者加強寧心安神的治療，在補腎的基礎上加用正會穴對寧神、升提作用更佳。

第七節　其他病症

一、消　渴

消渴就是現代醫學中所言的糖尿病，已是目前全世界常見病、高發病，成為當前困擾人類的重要疾病之一，因其治療棘手，難以治癒，併發症多，故有「不死癌症」之稱。早期患者往往沒有特殊表現，多在健康查體或其他疾病時發現血糖與尿糖指標超出正常範圍而被診斷。到了發展中期主要以多飲、多食、多尿、消瘦為主要的症狀表現，被稱為「三多一少」。中醫臨床根據患者突出的某一症狀表現又分為「上消」（主要以口渴為主，屬肺燥）、「中消」（主要以飢餓能食為主，屬胃熱）、「下消」（主要以尿多為主，屬腎虛）。久病可引發相關的併發症，常見於心血管、腎臟、眼睛、皮膚、關節、神經病變等併發症，嚴重時可導致酮症酸中毒。在臨床中有「糖尿病不可怕，可怕的是併發症」之說，確實如此，一旦有了併發症就纏綿難癒，治療十分棘手，因此務必及時防範，有效地防止各種併發症的出現。

中醫學認為，本病的發生主要為燥熱和陰傷兩個方面，陰傷為本，燥熱為標。其病變臟腑可涉及肺、脾、腎三臟，

遍及上、中、下三焦。臨床治療時，要以這幾個方面為辨證理念，也就能抓住其根本了，從而也就能得心應手地處理每一個棘手的患者。

【特效用穴】

下三皇穴；通腎穴、通胃穴、通背穴；天宗穴、四肢穴、水相穴。

【臨床運用及説明】

以上所用穴位除了水相穴之外均是董師所設治療本病的穴位，由此可見，董師對本病的治療也極為重視，這些所用穴位除了天宗穴之外主要是以補腎為用，下三皇穴與通腎穴、通胃穴、通背穴在一條線上，均在脾經上，但均作用於腎。中醫認為本病的發生與脾腎關係最為密切，因此從健脾補腎入手則為有效之法，所以下三皇穴與通腎穴、通胃穴、通背穴則為最對症的運用。

下三皇穴治糖尿病，取腎關穴及地皇穴時均應斜刺以透脾、肝、腎三經，人皇穴與三陰交相近，三陰交為脾、肝、腎三經之交會穴，針刺時仍以貼脛骨直刺。天宗穴在肺經上，其處肌肉肥厚而應脾，因此有肺脾同調的作用。

消渴則是纏綿難癒的疾病，因此治療時程比較漫長，需要一定時間的堅持治療。傳統針灸中筆者以養老、陽池和胃脘下俞三穴用之最多，透過長期臨床發現，養老穴對早期輕中度的消渴患者有較佳的療效，可僅用本穴就能發揮很好的療效。因為本病治療時程長，因此在臨床分為兩組穴位交替運用，這樣既避免了穴位的疲勞性，提高了療效，又減輕了患者的痛苦。一組為天皇穴、腎關穴、水相穴、陽池穴；一組為通腎穴、通胃穴、天宗穴、養老穴。

【附　血糖過低特效用穴】

上三黃穴配腎關穴；下三皇穴配四花上穴。

【說明】

血糖過低是胰腺功能紊亂的表現，一般的方法難以達到有效處理，穴位具有雙向調節作用，施行合理地用穴，可以有效地調節胰腺的功能，使其恢復正常的作用。

二、癭　病

癭病是指以頸前喉結兩側腫大結塊、不痛不潰、逐漸增大、纏綿難癒為主要表現的病症。俗稱為「大脖子病」，又稱為「癭氣」「癭瘤」「癭囊」等。中醫認為，本病的發生主要是氣、痰、瘀互結於頸部而致。

西醫學中的單純性甲狀腺腫、甲狀腺功能亢進症（包括突眼性甲亢）、單純性甲狀腺瘤、甲狀腺結節等，均歸屬中醫的癭病範疇。

近些年，由於生活節奏的加快，物質生活慾的增強，工作壓力的增大，本病則呈明顯的上升趨勢，已成為臨床常見病、多發病。目前對這類疾病尚缺乏有效的治療方法，透過長期的臨床治療來看，針灸對本病治療則有著極大的發展前景，值得臨床重視。

（一）單純甲狀腺腫、甲狀腺結節、甲狀腺功能亢進症

【特效用穴】

足三重穴；足千金穴、足五金穴；外三關穴。

【臨床運用及說明】

以上三種疾病為甲狀腺不同病變。甲狀腺腫是良性甲狀腺上皮細胞增生形成的甲狀腺腫大，非炎症、非腫瘤原因，

不伴有甲狀腺功能異常的甲狀腺腫，最常見的原因是因碘的攝入量不足或各種原因所致的甲狀腺激素合成減少所致；甲狀腺結節是甲狀腺組織的良性增生；甲狀腺功能亢進因甲狀腺功能發生了紊亂，產生了過多的甲狀腺激素引起的甲狀腺毒症。但從中醫學來看，甲狀腺腫、甲狀腺結節及甲狀腺功能亢進症其病因病機基本相同，其發生則是因氣、痰、瘀互結於頸部而成。因此消瘀散結，理氣化痰是這類病的主要治則。足三重穴活血化瘀是本穴的運用核心，其穴位在少陽膽經與陽明胃經之間，少陽主風，陽明主痰，主治風痰之症特效，因此足三重穴就具備了消瘀散結、理氣化痰的功效，治療上述疾病具有特效作用。

外三關穴是外科疾病的特效穴，具有消瘤化瘀之效，在小腿上中下各刺一針，有理三焦、整體調整的作用。可與足三重穴交替用針治療更具特效。足千金穴、足五金穴合用具有通治甲狀腺及咽喉部疾病的特效作用。臨床治療時也可以適當配合傳統針灸局部的穴位，能有效地提高臨床療效。

（二）突眼性甲亢

足駟馬穴、下三皇穴；通關穴、通山穴配火主穴。

【臨床運用及說明】

突眼性甲亢是甲亢的一種特殊類型，被稱為毒性瀰漫性甲狀腺腫，是一種自身免疫性疾病，治療更為複雜。因此其治療與一般性甲亢有所不同，在治療時一般將兩組穴位交替用穴，有著較佳的療效，無論近期療效還是遠期效果均較理想。

（三）甲狀腺功能減退症

下三皇穴配靈骨穴；通關穴、通山穴配四花上穴。

【臨床運用及説明】

　　甲狀腺功能減退症，也就是俗稱的甲減，常見於女性，是甲狀腺合成分泌甲狀腺素不足，或甲狀腺激素生理效應不足，導致機體代謝降低的一種全身性疾病。中醫認為，甲減的發生主要是因脾腎兩臟虛弱或氣血兩虛而致。因此中醫治療主要以健脾補腎、調補氣血為主要治則。下三皇穴處於脾經上，作用於腎，有脾腎同調的功效，靈骨穴溫陽補氣最具特效，下三皇穴與靈骨穴同用為一組處方，通關穴、通山穴與四花上穴為一組處方，兩組穴交替運用，二組穴位合用有很好的療效，無論改善症狀還是對甲功指標的調整均有確實的作用。透過臨床治療觀察，其治療作用較為穩定，只要保持良好的情緒，甲功指標就能保持得較為穩定。

三、失　眠

　　睡眠是每個人的日常基本生活內容，充足的睡眠、均衡的飲食和適當的運動，是國際社會公認的三項健康標準。正常情況下一個人有 1／3 的時間是在睡眠中度過，一個人的健康與睡眠有重要的關係，是健康不可缺少的組成部分。

　　時下隨著經濟全球化、生活節奏快速化，從而也導致了睡眠障礙的普遍性，據世界衛生組織調查，全世界目前已有超過 27％的人有睡眠問題，因此引起了國際社會的高度重視，在 2001 年發起了一項全球性的活動，將每年的 3 月 21 日定為世界睡眠日，可見，睡眠障礙已經成為全世界高度關注的健康問題。筆者透過長期臨床來看，睡眠確實成為時下影響國人健康的一個重要問題，筆者在針灸治療工作中，曾經在某一天治療失眠的患者超過十幾個人，失眠的患者之多

由此可見一斑。

失眠可見於現代醫學中的自主神經功能紊亂、焦慮症、抑鬱症、圍絕經期綜合徵等疾病中。

透過目前各種療法對比來看，針灸治療失眠具有很大的發展潛力，針灸療法具有無不良反應、見效快、作用持續穩定、無耐受性、可重複性等多種優勢特點。

【特效用穴】

耳尖及耳背（點刺出血）；中衝穴（點刺出血）；上三黃穴；下三皇穴；正會穴、鎮靜穴；通關穴、通天穴；火主穴、中九里穴、三叉三穴。

【臨床運用及說明】

導致失眠的原因眾多，臨床治療時應當先辨虛實，明確病因，方能獲得顯著療效。對於實證失眠尤適宜刺血治療，中醫辨證肝火擾心及痰熱擾心的患者在治療時一般先刺血，心煩氣躁宜選擇在中衝穴部位刺血，耳尖及耳背刺血對各種失眠皆有一定的療效，虛證患者可出血數滴即可，實證出血量宜多一點兒，兩側都刺，最好包括耳背瘀絡的出血，輕症患者僅刺血就可以達到療效，較重的失眠刺血再配合毫針刺，刺血一般一週1～2次即可。

正會穴與傳統百會穴相符，鎮靜穴與印堂穴相符，二穴均為督脈之要穴，督脈入腦，具有很好的鎮靜安神作用，因此二穴治療失眠具有特效，董師認為二穴有調節腦神經的功能，既可以僅用二穴治療，也可以根據患者的虛實配用相關穴位。上三黃穴、火主穴及中九里穴均作用於肝膽，對肝鬱氣滯、心膽火旺及精神緊張所造成的失眠有很好的療效。下三皇穴在脾經上，作用腎，主要用於虛證而致的失眠。

通關之意是有通內關之意，有強心、調整血液循環的療效，通天在上曰通「天」，亦有通心之意。中醫認為心主神明，所以通關穴、通天穴能治療失眠，尤其心氣不足及心脾兩虛的失眠最具特效。其穴位在胃經上，能調脾胃，其作用是透過「子能令母實」而養心，能養心而不會致心火旺。

傳統針灸中筆者以神門、三陰交、安眠穴為常用穴位，神門為心經之原穴，可寧心安神；三陰交為肝、脾、腎經的交會穴，能益氣養血安神；安眠為治療失眠的經驗效穴，治療失眠確有一定的作用，對初期失眠有較佳的療效。傳統針灸穴位配合前述董氏奇穴相關穴位治療，療效甚佳。

四、癲　狂

癲狂就是俗稱的「精神病」「神經病」，由癲病和狂病兩種疾病組成，癲病就是現代醫學所言的抑鬱症，包含了抑鬱類的精神分裂症，狂病就是現代醫學所言的躁狂症，包含了狂躁類的精神分裂症。二者在病因和病機方面有相似之處，又可以相互轉化，所以在中醫臨床中常癲狂並稱。

中醫認為，癲狂的病理因素不離乎痰，癲多因痰氣，狂多因痰火而致。

時下，抑鬱類患者人數有明顯的增多趨勢，成為嚴重影響人類身心健康的疾病之一，其現代醫學療法多以鎮靜安神藥物為主，其藥物不良反應多，耐藥性明顯，作用不穩定，針灸方面自古就有著豐富的臨床經驗，如唐代有名的孫真人十三鬼穴就是治療癲狂流傳至今的有效針灸方法。因此針灸在治療癲狂方面有著極大的發展潛力，值得進一步深入研究與大力推廣。

【特效用穴】

十二井穴（點刺出血）；火膝穴；正會穴、鎮靜穴；腎關穴。

【臨床運用及說明】

十二井穴點刺放血適宜躁狂症患者，尤其急性發作者，臨床所用不是十二個穴位一起都用，可以選擇幾個主要的穴位，也可以每次交替運用，臨床主要以中衝、少衝、關衝、少商、隱白、厲兌穴最為常用，再針人中穴，可有立竿見影的作用。

火膝穴近於傳統的少澤穴，少澤穴為小腸經之井穴，心與小腸相表裡，心主神志，井主神志。董師用於痰迷心竅之精神病。並有醫案記載：董師曾治一婦人，與丈夫吵架，因而出現急性精神分裂症，董師針雙火膝穴，當時吐痰涎兩碗餘，其病立瘥。可見本穴有湧吐痰涎的作用。因為癲狂病不離乎痰，故火膝穴治療急性癲狂具有很好的功效。

正會穴與百會穴完全相符，百會是傳統針灸安神鎮靜的要穴之一，是諸陽經所聚之處，有「三陽五會」之稱，精神之疾多火熱熾盛，灼津為痰，上湧清竅，耗精擾神。對於陽熱熾盛的精神疾患，刺之瀉火開竅，熱除神安，腦清神明，對精神疾病有著顯著療效；鎮靜穴董師言之可治療神經錯亂，所言的神經錯亂就是指的精神失常問題，本穴在督脈上，鎮靜安神的功效強大，因能治療失眠、小兒夢驚、神經錯亂，故而有「鎮靜穴」之稱。

鎮靜穴若與正會穴合用療效卓著，董師在運用中也明確指出：鎮靜穴與正會穴合用配針，才有療效；腎關穴也是董師所言治療神經病的用穴，腎關穴大補腎氣，腦為神之府，

腦與腎關係密切，所以腎關穴能治療癲癇、神經病、失眠，一般與正會穴、鎮靜穴配用。

五、中　風

中風是目前嚴重影響人類健康的重要疾病之一，具有發病率高、死亡率高、致殘率高、復發率高的四高疾病。臨床主要以突然發病、不省人事，伴口角喎斜、語言不利、半身不遂等為主症的一類疾病；輕者可無昏仆，僅以口角喎斜、半身不遂等為表現。因發病急驟，病情變化迅速，與風的善行數變特點相似，所以被稱為「中風」。

中風相當於現代醫學中的腦卒中，即腦血管意外。分為出血性和缺血性兩大類，出血性包括腦出血和蛛網膜下腔出血，缺血性包括腦血栓形成和腦栓塞，臨床中以腦血栓形成最為多見，腦出血次之。

中醫臨床根據病位深淺和病情程度的不同，分為了中臟腑和中經絡兩種情況，重的出現臟腑並經絡症狀，稱為中臟腑。中臟腑又有閉證和脫證兩種不同證候，閉證屬實證，脫證屬虛證。輕的僅出現經絡症狀，稱為中經絡。

（一）中臟腑

1.閉證

【特效用穴】

地宗穴、百會穴、水溝穴、湧泉穴、手十二井穴（取雙側，點刺出血）。

【臨床運用及說明】

地宗穴是董氏奇穴四四部的穴位，其作用能使陽證起死回生，陽證是指閉證，所以用於治療急證中的閉證，筆者在

《董氏奇穴針學》中有詳細說明，感興趣的讀者可參閱。

腦為元神之府，督脈入腦，水溝為督脈之穴，可醒腦開竅，調神導氣；百會穴位於頭頂，屬督脈，內絡於腦，醒神開竅作用明顯；湧泉穴導熱下行；太衝穴降肝經逆氣以平息肝陽；十二井穴通三陰三陽經氣，「陰陽不能順接便為厥」，井穴刺血有「接通陰陽」的作用，故井穴用於急救。

2. 脫證

【特效用穴】

百會穴、神闕穴、氣海穴、關元穴（重灸）。

【臨床運用及說明】

神闕、氣海、關元三穴均位於下腹部，屬任脈經穴，均是治療虛脫的特效穴，尤其灸法，能補益元氣，回陽固脫。

（二）中經絡

1. 中風偏癱後遺症（半身不遂）

【特效用穴】

五嶺穴（點刺出血）；正會穴、後會穴；木火穴；靈骨穴、大白穴；中九里穴、七里穴；足三重穴；肩中穴。

【臨床運用及說明】

治療本病一般第1次就診先在五嶺穴點刺放血，五嶺穴由四十個點組成，不是每個點都刺，根據情況一次選用部分穴位，可以交替運用，一般7～10天刺血1次。毫針運用的時候，一般先單獨針刺木火穴，針刺得氣後即用動氣針法，能走的就下地走一走，不能走能自主活動的可以進行活動，不能自主活動的可以被動活動。木火穴每次運用時間5～7分鐘，並且所用時間逐漸遞減。木火穴是董師治療中風偏癱後遺症的要穴，尤其對病程不長、患肢明顯發涼的患者特別

有效；正會穴、後會穴也是董師治療半身不遂所用之穴，正
會穴與百會穴相符，位於頭頂，屬督脈，內絡於腦，是治療
腦部疾病的基本穴位；靈骨穴、大白穴合用溫陽作用極強，
有活腦部氣血的功能，是董師治療中風偏癱後遺症的第一組
要穴，作用十分特效；三重穴是董氏奇穴要穴之一，具有破
氣行血之功，尤其對腦部具有強烈的作用。

「破氣行血」是三重穴的核心理念，破氣行氣以化痰
瘀，行血以活血破血，凡需要活血化瘀的疾病皆可運用，是
治療中風偏癱後遺症的重要穴道；肩中穴也是董師用於治療
半身不遂的穴道，本穴對中風後下肢無力或患側的肩臂疼痛
及抬舉無力有卓效。

以上所用穴位均是董師治療本病常用穴位，在臨床運用
時一定要根據患者的基本病情確定合理的方案，因人而異。
在臨床治療的時候常分為兩組穴位交替運用。一般先在五嶺
穴刺血（每 1～2 週 1 次），再單獨用木火穴，一般連用
5～7 次，之後兩組穴位交替運用，第一組：正會穴、後會
穴、靈骨穴、大白穴；另一組：足三重穴、中九里穴、七里
穴。這是基本用穴，再根據患者的具體表現可配用相關穴
位。每次一般留針時間在 1 個小時左右，所用穴位皆為健側
取穴，針刺得氣後或每次行針時均需要動氣針法，要不斷地
加強活動，這是取得療效極為關鍵的一點。

2. 中風後語言不利

中風後語言不利，在中醫學中稱為中風不語、語言謇
澀，若伴有活動不利者，稱為舌強語塞，失語症中醫學稱為
「舌喑」「不能言」等，歸屬於西醫學的語言障礙。中風後
語言不利是中風常見的主要症狀之一，據現代醫學統計，有

21％～38％的中風患者可出現不同程度的語言障礙。

中醫學認為，腦為元神之府，舌為心之苗，因此，失語症與腦、心關係密切。各種因素導致痰濁瘀阻，阻滯腦絡與舌竅，使腦府受損，舌竅受阻，語言謇澀或不能語。

【特效用穴】

金津穴、玉液穴（點刺出血）；總樞穴（點刺出血）；失音穴；水金穴、水通穴；三重穴、木留穴；肩中穴。

【臨床運用及說明】

金津、玉液為傳統針灸的經外奇穴，是治療失語疾病的常用要穴，常以點刺放血為用；董師言總樞穴能治療發言無聲，也就是治療不能言語，本穴在傳統針灸的風府穴與啞門穴之間，啞門穴是治療言語障礙的特效穴，本穴對失語也有特效作用，尤其刺血運用更具特效；失音穴專用於失語的治療，其穴的針刺則是由脾經向腎經，脾腎經脈皆與舌的關係最為密切，發音與舌有關，所以治療失音非常特效。

傳統針灸中筆者以啞門穴、通里穴、廉泉穴最為常用。督脈入腦，啞門穴為督脈穴，可調理腦神而開音復言；舌為心之苗，廉泉疏通舌竅，通裡調心氣以助開舌竅。

3.中風後偏身麻木（感覺障礙）

中風後常伴隨出現面部及偏身感覺障礙，這種情況，在中醫學中稱為肌膚不仁、麻木不仁、手足麻木等，認為中風後腦絡不通，神不導氣，氣血不通，經絡失暢，或久病氣血虛弱，肌膚失於濡養所致。

【特效用穴】

肩中穴、下曲穴；側三里穴、側下三里穴；木斗穴、木留穴；火菊穴；足三重穴。

4. 中風後肩部併發症

中風發病後 1～3 個月，有 70％左右發生肩痛及相關功能障礙，限制了患側的功能康復，這是由於相關的併發症而導致，可見於西醫學中的肩手綜合徵或肩部軟組織損傷。這歸屬於中醫學中的肩痹範疇。

中醫學認為，中風發生後，神不導氣，氣血不暢，筋肉失養而弛緩無力，不當的被動運動使肩部筋肉受損，血瘀阻絡，不通則痛。

【特效用穴】

肩中穴；曲陵穴；腎關穴。

5. 中風後抑鬱

中風後有 30％～60％的患者會發生抑鬱的問題，其表現為情緒低落、沉默寡言、悲傷、自卑，甚至常常哭泣或有自殺傾向等，身體表現為疲乏無力、失眠或者是嗜睡。

中醫認為痰瘀內阻，腦絡不通，腦神失調，肝失疏泄而致。

【特效用穴】

正會穴、鎮靜穴；腎關穴；神門穴、太衝穴。

6. 中風後吞嚥困難

吞嚥困難也是中風後的常見併發症，其發病率高達 40％～50％。這主要是因中風後腦神經的損傷所致，屬於西醫學中的假性或真性延髓麻痺（球麻痺）所致。歸屬於中醫學中的噎膈、瘖痱等範疇。

中醫理論認為，腦為元神之府，舌、咽諸竅機關的正常活動需要腦神導氣以調節；因此，痰濁、瘀血等阻滯腦絡，導致舌、咽諸竅失靈，吞嚥、言語等功能障礙而發生本病。

【特效用穴】

總樞穴（點刺出血）；失音穴；足千金穴、足五金穴；廉泉穴。

臨床治療時必須根據患者的不同情況予以處理，這些併發症的有效解決對總體康復十分關鍵，總體治療與患者自身具體情況相結合的方法處方，方能達到有效治療。

第三章 婦產科病症

第一節 月經病

一、月經不調

月經不調是月經疾病的一個概稱，是指月經的週期、經期、經量、經色、經質發生異常，或伴隨月經週期出現明顯不適症狀的一類疾病，是婦科臨床多發病。

常見的月經不調疾病有經早、經遲、經亂、月經過多、月經過少、經期延長、經間期出血、崩漏、閉經、月經前後諸證等多種疾病。

中醫學認為，月經病的主要病因為寒熱濕邪侵襲，內傷七情，房勞多產，飲食不節，勞倦過度和體質因素等；主要病機為臟腑功能失常，氣血不和，衝任二脈損傷，以及腎－天癸－衝任－胞宮軸失調。月經病病位在胞宮，與腎、肝、脾三臟及衝任二脈功能失調有關。

月經病的治療原則重在調經治本，施治則因證而異。正如張景岳所言：「調經之法，但欲得其和平，在詳察其脈證耳。若形氣俱有餘，方可用清、用利。」這說明了調經之時要詳審脈證，損有餘，補不足，實為臨證法則。

【特效用穴】

婦科穴、還巢穴；姐妹一穴、姐妹二穴、姐妹三穴；木婦穴；地皇穴、人皇穴；靈骨穴；其門穴、其角穴、其正穴；婦科穴、還巢穴配人皇穴。

【臨床運用及說明】

月經不調是一類疾病的概稱，包括了所有導致月經失調的疾病，因此臨床用方要根據不同的疾病來決定。

董氏針灸在治療婦科病中有兩組特效穴，用途廣泛，作用療效好，一組是婦科穴與還巢穴，另一組是姐妹一、二、三穴，兩組穴位對婦科病均有極佳的治療功效，皆是治療婦科疾病的基本處方，可用於月經不調諸證，總之，所有的月經不調皆可分別以此二穴組為基礎方調加穴位治療。但兩組穴位又各有不同，各有各的特點，臨床抓住其特性合理地運用，方能發揮出更好的療效。

姐妹一、二、三穴處於大腿內側上方，取穴極不方便，因此限制了臨床運用，當今臨床用之較少了，但是在某些月經不調中有著確實的療效，如對月經先後不定期就有殊效，這種經亂的情況取用本穴組就有比較好的療效；婦科穴、還巢穴均在手上，取用非常方便，治證又廣泛，所以是董氏針灸治療月經不調最主要穴組，筆者在臨床中以婦科穴、還巢穴配人皇穴用之最多，可用於治療多種月經不調的問題，也是多種婦科病的一個基本方。僅用婦科穴與還巢穴對月經過多或過少以及月經不調伴有痛經的調節二穴作用甚佳；若月經不調是因婦科中的某些炎症而致，可取用木婦穴及其門、其角、其正三穴。木婦穴對下焦濕熱或伴有帶下較多的月經不調最為對症；若是因腎氣不足而致的月經不調，則首先取

用人皇穴、地皇穴，也可取用水腑穴；伴有痛經或閉經的月經失調靈骨穴極為特效。

在月經不調中雖然有婦科穴、還巢穴及姐妹一、二、三穴的基本用穴，但是臨床時一定要根據不同的疾病區別對待，或調加適宜的穴位，要以更針對性地處理，不可千篇一律地取用二穴組，否則難以發揮出療效。

在傳統針灸中，筆者治療月經不調則是以三陰交穴為最常用的穴位，月經先期常配用關元穴、血海穴；月經後期常配歸來穴、氣海穴；月經先後不定期常配交信穴；月經過多常配隱白穴；月經過少常配歸來穴、血海穴。

這樣用穴既有一定的規律性，又能據證用穴，做到因人而異，具有事半功倍之效。

二、痛 經

痛經是婦科病中極為常見的病症，並是針灸優勢病種之一，針灸治療痛經無論發作時止痛還是緩解期治本均具有顯著療效。什麼是痛經呢？凡在經期和經行前後，出現週期性小腹疼痛，或痛牽及腰骶，甚至劇痛導致暈厥者，稱為「痛經」，也稱為「經行腹痛」。若偶爾伴隨月經出現輕微的腰痠腹墜，不影響日常工作、學習者，不作病論。

中醫學中將其分為虛實二證，實者多由情志不調，肝氣鬱結，血行受阻而致氣滯血瘀。或經期受寒，坐臥濕地，冒雨涉水，寒濕之邪客於胞宮，致使氣血運行不暢，衝任阻滯，「不通則痛」；虛者多因稟賦不足，肝腎不足，精血虧虛，或大病久病而致氣血虛弱，加之行經後經血更虛，胞脈失養而致「不榮則痛」。

　　由此可見，導致痛經產生的病因主要是氣滯血瘀、受寒、腎虛、血虛，其病位在胞宮，主要與衝、任二脈及肝、腎二臟關係密切。變化在氣血，表現為痛症。

　　在西醫學中將痛經分為原發性痛經和繼發性痛經，前者又稱為功能性痛經，係指生殖器官無明顯器質性疾病者，占痛經的 90％以上，這種情況針灸多有立竿見影之效，所以這一篇章主要針對這一情況的治療；後者則多繼發於生殖器官的某些器質性病變，如盆腔子宮內膜異位症、慢性盆腔炎、子宮腺肌症、婦科腫瘤等，而繼發性痛經多見於育齡期婦女，病程較長，纏綿難癒，需要綜合分析處理原發疾病。

　　【特效用穴】

　　婦科穴、還巢穴；木婦穴；靈骨穴；通腎穴、通胃穴、通背穴；火主穴；門金穴。

　　【臨床運用及說明】

　　針灸治療痛經已得到針灸界的一致認可，具有可靠的療效，無論發作時的止痛還是緩解期的治本均具有特效。在傳統針灸中治療痛經有諸多特效穴位，報導單穴的運用也有幾十穴，筆者在臨床中以地機穴、十七椎穴、三陰交穴最為常用，臨床治療效果佳。董氏針灸的穴位也有諸多的相關運用，所常用的穴位也多是董師臨床運用之穴。在穴位治療功效中董師所言的子宮痛就是指的痛經，有婦科穴、還巢穴，還有通腎穴、通胃穴、通背穴，董師還在某些穴位中指明有治療痛經的功效，有靈骨穴、木婦穴、婦科穴，所言的痛經這一作用與子宮痛意義相同。

　　筆者在臨床治療痛經仍以通治婦科病的婦科穴、還巢穴為常用，常作為基礎用方，若炎症性而致的常配用木婦穴或

天宗穴、雲白穴調理；若因瘀而致的常配用火主穴調理；脾腎虧虛的常以通腎、通胃、通背三穴為主；一般的情況以婦科穴、還巢穴配靈骨穴最為多用，無論發作時止痛還是緩解期的調理均有佳效。

目前因物質生活的豐富，不合理飲食的因素增多，如冷飲、空調以及潮流時裝穿戴等日常不當的因素，導致寒性痛經的患者大大增多，因此在臨床筆者常重視艾灸的運用，若是辨證寒性痛經時筆者常首先指導患者改正不良的生活習慣，然後接受艾灸治療，從而獲得滿意的療效，這一點務必重視。對瘀滯的患者調暢患者的心情極為重要，從而祛除病因。緩解期施治時要抓住在月經前 5～7 天開始接受治療，到月經來潮時為止，這個時間的治療極為關鍵，合理的治療時機有事半功倍之效，這就是針灸原則中的因時治療，抓住治療時機，對療效的提高非常重要。

三、閉　經

閉經是婦科常見疾病，西醫處理多以激素方法來治標，很難達到有效的調治，針灸在這一方面有著較好的作用，那麼什麼是閉經呢？女子年逾 16 周歲，月經尚未來潮；或已行經又中斷 6 個月以上者，稱為「閉經」。又稱為「經閉」，前者稱「原發性閉經」，後者稱為「繼發性閉經」。古稱為「女子不月」「月事不來」「月水不通」等。

婦女妊娠期、哺乳期或更年期的月經停閉不行，屬於生理現象，有的在初潮 1～2 年內偶有月經停閉現象，若沒有特殊現象，可不予治療。

本病的發生常與稟賦不足、七情所傷、感受寒邪、房事

不節、過度節食、產育或失血過多等因素有關。本病病位在胞宮，與肝、脾、腎有密切關係。閉經的發病機制有虛、實兩個方面，虛者多由肝腎虧虛，氣血虧虛，陰虛血燥，而致經血不足，血海空虛，無血可下，故而致經閉不行，稱之為「血枯經閉」。實者多由氣滯血瘀，痰濕阻滯而致血行不暢，衝任受阻，胞脈不通，而經閉不行，此者稱之為「血滯經閉」。

在西醫學中的原發性閉經主要見於子宮、卵巢的先天異常或無子宮等。繼發性閉經主要見於多囊卵巢綜合徵、阿謝曼綜合徵、席汗綜合徵、閉經－溢乳綜合徵、卵巢早衰、生殖道結核以及精神心理因素引起的中樞神經及丘腦下部功能失常等疾病，可見疾病極為複雜，臨證應當全面分析，合理辨證，方能達到確切的療效。

【特效用穴】

三江穴（點刺出血）；婦科穴、還巢穴；靈骨穴、還巢穴；木婦穴；足三重穴；姐妹一穴、姐妹二穴、姐妹三穴。

【臨床運用及說明】

董師用於閉經的設穴僅有三江與靈骨二穴，靈骨穴用於毫針刺，三江穴用於刺血。三江穴在腰部由 3 條線組成，作用於腎，因此稱為三江穴。其主要的功效就是治療閉經，臨床點刺放血為用。靈骨穴對應下焦及陰部，並有極強的調理氣血作用，因此能調理閉經。董氏穴位中筆者以靈骨穴、婦科穴、還巢穴最為常用，這是筆者在董氏奇穴治療閉經中常用基本方。還巢穴應於卵巢，月經正常與否與卵巢功能有直接的關係，其穴在無名指上，處於三焦經脈，三焦與腎通，針刺時針尖應於骨面，以骨又應腎，因此補腎的功效非常強

大，具有理三焦、補腎之效，婦科穴作用於子宮，二穴合用故有極佳的療效；木婦穴主要針對肝膽濕熱或肝脾不和而致的閉經；足三重穴用於瘀滯而致的閉經。

在傳統針灸治療閉經則根據虛實的不同表現選擇相應的穴位，仍然根據「虛則補之，實則瀉之」的理論施治。對於寒凝而致的閉經，最快的方法還是要結合艾灸施治，基礎穴以三陰交穴和血海穴為主，虛性閉經筆者常以關元穴、脾俞穴、氣海穴為用，實性的閉經常以中極穴、歸來穴、太衝穴為用。

四、崩　漏

崩漏是指婦女不在行經期間陰道內突然大流血或淋漓不淨的一種病症，前者稱之為崩中，表現為發病急驟，暴下如注。《諸病源候論》曰：「忽然暴下，謂之崩中。」發病多突然急遽，病情嚴重，正如《婦科證治約旨》言：「崩中者，勢急症危。」後者稱之為漏下，表現為緩慢發病，出血量少，淋漓不絕。《諸病源候論》曰：「非時而下淋漓不斷，謂之漏下。」崩與漏則是病情程度的不同，但發病機制相同，二者常相互交替出現，故崩與漏常相互並稱，稱之為崩漏。

中醫學認為崩漏的發生與素體陽盛或脾腎虧虛、房勞多產、飲食不節、七情內傷、過度勞累等因素密切相關，或熱傷衝任、迫血妄行；或瘀血阻滯、血不歸經；或腎陽虧虛、失於封藏；或脾氣虛弱、統攝無權，而致衝任損傷，不能制約經血，使子宮藏瀉失常。其病位在胞宮，病變涉及衝、任二脈及肝、脾、腎三臟。病機主要是衝任損傷，固攝失司，

而致經血自胞宮非時而下。

本病類似於現代醫學無排卵型功能失調性子宮出血等相關疾病。尤其在青春期、更年期、產後時期多發。

【特效用穴】

姐妹一穴、姐妹二穴、姐妹三穴；人皇穴、地皇穴。

【臨床運用及說明】

姐妹一、二、三穴所處的位置近於脾經，其穴處的肌肉極為豐厚，肉應脾，所以本穴有很好的健脾理氣收攝作用，因此對出血症就有很好的療效了。姐妹三穴猶如我們傳統針灸中用隱白穴治療本病，隱白為脾經之井穴，有健脾統血的作用，治療本病非常特效，是治療崩漏的要穴。人皇穴與地皇穴也均在脾經上，人皇穴近於三陰交穴，三陰交為足三陰經交會穴，可疏調足三陰之經氣，可健脾、調肝、固腎，是治療婦科病的要穴，對本病也極具特效，若配用地皇穴其效更佳。傳統針灸筆者除了用隱白穴之外，還常用一個經外奇穴斷紅穴，位於第 2、3 掌骨之間，掌指關節前下 1 寸的指蹼邊緣處，主治月經過多、崩漏，是崩漏的效驗穴。

筆者在臨床常以人皇穴、地皇穴配用傳統針灸的隱白穴、斷紅穴同用治療本病。

第二節　婦科雜病

一、帶下病

帶下病為婦科常見病、多發病，也是針灸優勢病種之一。什麼是帶下病呢？帶下病是指帶下量明顯增多，色、

質、氣味異常，或伴有全身或局部症狀者。在古代又稱為「白沃」「赤沃」「白瀝」「赤瀝」「下白物」等。本病在中國醫學中記述甚早，早在《素問‧骨空論》中就有相關記述，載曰：「任脈為病，女子帶下瘕聚。」以後諸多重要的醫籍中均載有帶下病的相關論述。由此可見古代醫家對本病認識非常早，並且對帶下病極為重視，被列為婦科病中四大（經、帶、胎、產）疾病之一。

帶下有廣義和狹義之分，廣義帶下泛指經、帶、胎、產等多種婦科疾病，因其這些病的發生都在帶脈以下，所謂「經脈所過，疾病所生」。故古人將婦產科醫生稱為帶下醫，可見古人對帶下病的重視性。如《史記‧扁鵲倉公烈傳》記載「扁鵲名聞天下，過邯鄲，聞貴婦人，即為帶下醫」。在古代所指的帶下病多指的是廣義之帶下。在古代民間有「十女九帶」之說，就指此而言。

狹義帶下又有生理和病理性之別，生理性帶下是指女性發育成熟後，陰道內分泌少量無色、透明、質黏、無臭的陰液，有潤澤陰道的作用。正如王孟英說「帶下，女子生而即有，津津常潤，本非病也」。可見生理性帶下，可有而不可無，可行而不可止。也就是說，女子有合適的量、正常的色、稀薄得當白帶則是必須存在的，如若過多、過少均非正常，故而成為一種病了。

在這裡主要論述的是帶下過多的現象，帶下過多相當於西醫中的陰道炎症，如滴蟲性陰道炎、念珠菌性陰道炎、細菌性陰道炎、老年性陰道炎、女性淋病、宮頸炎、宮頸糜爛、盆腔炎等疾病。

中醫認為，帶下的發生多由脾虛運化失常，水濕內停，

鬱久而化熱，濕熱下注；或腎氣不足，下元虧虛，任帶失於固約；或經行產後，胞脈空虛，濕毒穢濁之氣乘虛而入，損傷衝任而致。由此可見，帶下的發生與脾虛、腎虛和濕毒下注有主要的關係，臨床治療主要抓住三者病理是關鍵。

【特效用穴】

還巢穴、婦科穴；天宗穴、雲白穴；通腎穴、通胃穴、通背穴；木婦穴；姐妹一穴、姐妹二穴、姐妹三穴。

【臨床運用及說明】

帶下是女性的重要生理特點，帶下病也是女性的常見疾病，故而在歷代中醫臨床對此均十分重視，董師對帶下病的治療也極為重視，根據帶下病之因設列了諸多穴位。因此在用穴時要根據患者病情選擇相應的穴位，這是有效治療的前提，因此就從穴性的運用談一下如何選穴。

西醫臨床中認為炎症是導致帶下病的主要原因，西醫所言的炎症與中醫中的濕毒下注相吻合，包括西醫中細菌性陰道炎、黴菌性陰道炎、滴蟲性陰道炎、宮頸炎、盆腔炎等疾病，對於這一類型的帶下病董師也設列了較多的穴位，筆者在臨床最為常用的則是木婦穴，木婦穴在足第 2 趾上，穴在胃經，取名為木，這是就其主治而言的，因能主治肝脾不和及肝膽濕熱之婦科病，所以取名為「木婦穴」。其穴近於胃經滎穴厲兌，「滎主身熱」，所以能治療濕毒下注而致的帶下、陰癢及尿道炎等。

除了木婦穴之外，還有三其穴（其門穴、其角穴、其正穴）、天宗穴、雲白穴亦能治療濕毒下注而致的帶下病；雲白穴不僅僅治療濕毒下注而致的帶下病，對脾虛而致的帶下病也有佳效，肩部對應於陰部，肌肉肥厚，以肉治肉，故而

能夠健脾，健脾就能祛濕，所以天宗穴、雲白穴能治療脾虛而致的帶下病；中醫中認為脾、腎是導致帶下病的主要原因，對此董師也設列了相關的穴位，在臨床中筆者以通腎、通胃、通背三穴最為常用，三穴所處的經脈在脾經上，而作用於腎，因此對脾腎之疾皆能調治，董師用通腎、通胃穴組治療赤白帶下，主要針對的是腎虛或脾虛而致的帶下病。

在臨床運用時三穴任取二穴即可，一般沒有必要三穴同取；在帶下病治療中具有通治作用的還是婦科穴、還巢穴，董師言之二穴可以治療婦科諸疾，對帶下病也是其基本作用，在臨床婦科穴與還巢穴交替用針，一般多是本穴組與對應的穴位配合運用。

傳統針灸中筆者常以帶脈與白環俞為主穴，脾虛時常配用陰陵泉穴；腎虛常配腎俞穴；濕熱下注者常配蠡溝穴的用穴處方。

二、不孕症

不孕症是古往今來婦科常見疾病，也是患者主動就診中醫的常見病，在近些年，不孕症患者日益增多。什麼是不孕症呢？不孕症就是指女子在生育年齡，夫婦同居 2 年以上，男方生殖功能正常，並且有正常的性生活，沒有避孕而未受孕；或曾經孕育過，沒有避孕又間隔在 2 年以上未再受孕者，就稱為「不孕症」。前一種情況稱為「原發性不孕」，古代又稱之為「全不產」「無子」；後者稱之為「繼發性不孕」，古人又稱為「斷緒」。

歷代醫家無論在中藥方面還是針灸方面都積累了大量的臨床經驗，凡在歷史上有影響的針灸醫籍中皆有本病的相關

經驗記載。如《針灸甲乙經》載：「絕子，灸臍中，令有子……女子絕子，衃血在內不下，關元主之。」《針灸大成》云：「絕子：商丘、中極。」《針灸大全》言：「女人子宮久冷，不受胎孕：照海二穴，中極一穴，三陰交二穴，子宮二穴。」《針灸資生經》有「次髎、湧泉、商丘，治絕子」的經驗。可見針灸治療不孕症古醫家積累了豐富的經驗。

中醫認為本病的發生與先天稟賦不足、房事不節、反覆流產、久病大病、情志失調、飲食及外傷等因素導致腎氣不足為主要原因，以腎虛為本。

本病可見於現代醫學中的諸多疾病，如子宮類疾病（先天子宮畸形、子宮發育不良、子宮肌瘤）、輸卵管疾病（輸卵管發育不良、輸卵管堵塞）、生殖器結核、卵巢疾病（性腺發育不全、多囊卵巢綜合徵、卵巢腫瘤、卵巢功能早衰、黃體功能不全）、下丘腦——垂體——卵巢軸功能失調（閉經、排卵障礙、閉經泌乳綜合徵）、免疫等原因所致的不孕。可見本病非常複雜，所以在治療時先要明確診斷甚為關鍵，對一些先天性疾病或生殖缺陷類疾病非針灸所能，這在古代醫學中早就對此有明確指出，早在萬全《廣嗣紀要·擇配篇》言「五不女」（即螺、紋、鼓、角、脈五種）非能治。

此類疾病就指的女性先天性生理缺陷和畸形造成的不孕，除了「脈」外皆不能用針灸或藥物治療。針灸對西醫尚不能確定病因或排卵障礙而致的為最佳。

目前，不孕症發病率有增無減，發病率越來越高，嚴重影響著婚姻、家庭、社會的和諧，早已成為世界性的問題。

透過長期的臨床來看，針灸是本病值得研究與推廣的有效手段。

【特效用穴】

內踝至三陰交瘀絡點刺放血；婦科穴、還巢穴；姐妹一穴、姐妹二穴、姐妹三穴；下三皇穴或通腎穴、通胃穴、通背穴。

【臨床運用及說明】

在董師所著的《董氏針灸正經奇穴》一書中僅有婦科穴能治療不孕症，董師言婦科穴可治療久年不孕症，再無其他相關穴位有不孕症的治療功用。後在賴金雄醫師所著的《董氏奇穴經驗錄》中有婦科穴、還巢穴同用治療不孕症特效經驗，並有「送子觀音穴」之稱，後經董氏傳人的臨床驗證其功效非凡，故而達成了臨床共識。筆者在臨床也曾以本穴組為主穴治療了多例不孕症患者，確實取得了顯著療效。姐妹一、二、三穴與婦科穴、還巢穴一樣對婦科病有著廣泛的治療功效，因其對婦科病的顯著治療功效，才有「姐妹穴」之稱，本穴組對不孕症也有著較好的作用，筆者在臨床常與婦科穴、還巢穴交替用針治療。

中醫認為腎主生殖，不孕症以腎虛為本，腎精不足為基本病機，所以補腎則是治療不孕症的關鍵點，尤其是排卵障礙及難以查明原因的不孕症，多是因腎虛而致。所以對腎虛這一類不孕症筆者常選擇具有補腎作用的下三皇穴或通腎穴、通胃穴、通背穴治療，使得腎氣充足，月事以時下，故而能有子。

對久病瘀滯的患者，筆者常在內踝至三陰交一帶找瘀絡點刺放血，解除瘀滯，通其經脈。而對於寒凝胞宮的患者，

筆者常配以神闕、關元處的艾灸治療。

筆者在傳統針灸治療中則以關元穴、大赫穴、三陰交穴為基本方治療不孕症十餘年，獲效非常理想，對此筆者將三穴稱之為「生殖三穴」，此三穴不僅對不孕症有顯著的療效，而且對男性不育症也有確實的功效，對男性精子發育有促進作用。關元、大赫、三陰交三穴與董氏奇穴的婦科穴、還巢穴合用，取效更加理想。是筆者治療本病的一個特效基本處方。是筆者二十餘年來治療本病的一個有效總結，曾治療了大量的不孕症患者，取得了顯著療效，並且能夠有效地促進排卵。在筆者治療的不孕症患者中，其中有 8 對為雙胞胎，透過這些臨床實踐說明這些穴位能夠促進排卵，因此這一組穴對目前發病率高、治療難度大的卵巢功能早衰、多囊卵巢等疾病有著極佳的療效。

三、妊娠惡阻

妊娠惡阻是指妊娠早期出現噁心、嘔吐、厭食，甚至食入即吐的情況，稱之為「妊娠惡阻」。西醫稱為「妊娠劇吐」，俗稱為「反孕」。

在妊娠早期，孕婦出現輕度噁心、嘔吐、擇食、頭暈之表現，不影響正常飲食和健康，這屬於正常生理表現，不屬於病態，一般不作處理，多在妊娠 3 個月左右逐漸自行消失。本病稱之為惡阻，是因噁心、嘔吐而阻礙其飲食之意，故是病態。

妊娠惡阻的發生常與素體脾胃虛弱、抑鬱恚怒等因素有關。也就是說發病的關鍵在於孕婦的體質、情緒因素和臟腑功能的強弱。本病病位在胃，與衝脈及肝、脾關係密切。基

本病機是衝氣上逆，胃失和降。

【特效用穴】

通關穴、通山穴、通天穴。

【臨床運用及說明】

妊娠嘔吐是妊娠期常見的反應，給妊娠期的女性增加了許多痛苦，往往因嚴重的妊娠反應，導致營養缺乏，而致胎兒發育異常，所以有效地解決妊娠期劇吐十分重要。這一時期是特殊時段，是反應最明顯的時段，也正是胎兒臟器發育最關鍵的階段，因此用藥往往會給胎兒發育造成影響。如在1961年原聯邦德國（西德）發生的海豹兒畸形事件，是世界醫學史上的一大悲劇，至今說來都讓人心有餘悸，這就是因藥物的情況而致。針灸就可以有效地避免這種現象的發生，值得臨床重視與推廣。

董氏奇穴中的通關、通山、通天三穴有著確實的療效，本穴組治療神經性嘔吐及妊娠期嘔吐均具特效。本穴組在胃經上，但作用於心，這是由補火而生土發揮功效。在傳統針灸中，筆者以內關穴、公孫穴和足三里穴最為常用。

四、難　產

難產是指足月妊娠生產時，不能順利娩出胎兒者，稱為「難產」。又稱為「產難」「子難」「乳難」「滯產」。本病的記載最早見於東晉葛洪所著的《肘後備急方》中，古醫家對此病非常重視，在之後的多部醫籍中均有本病的相關記載，尤其關於針灸的治療記載頗多，如《針灸大成》中載曰：「婦人難產，獨陰、合谷、三陰交。」《醫學入門》中言：「通經催生，俱瀉合谷、三里、至陰三穴，虛者補合

谷，瀉至陰。」《千金要方》載曰：「難產針兩肩井，入一寸，瀉之，須臾即分娩。」《類經圖翼》言：「難產：合谷、三陰交均灸，至陰灸三壯。」這些經驗至今在臨床中廣為運用，為現代針灸臨床提供了極為寶貴的資料。

造成難產的原因有很多，常見的有產力異常，產道異常（如子宮畸形、骨盆狹窄等），胎兒、胎位的異常等，這些均是造成難產的因素，產道異常針刺難以獲得療效，胎位的異常要糾正胎位，以傳統針灸的至陰穴為胎位糾正的特效穴，所以本節主要談及的是產力異常所造成的難產。產力是指將胎兒及其附屬物從子宮內排出的力量。如果子宮收縮失去其節律性、極性或對稱性，其收縮強度或頻率過強或過弱，就稱為產力異常。產力異常包括宮縮乏力、宮縮不協調和宮縮亢進，以宮縮乏力為多見。

本病的病機主要是氣血虧虛，無力運胎；或氣滯瘀阻，礙胎外出；或臨產胞水早破，漿乾液竭，致氣虛失運，血虛不潤，而成難產。

現代醫學中所言的難產，可見於子宮收縮異常（即產力異常），骨盆、子宮下段、子宮頸、陰道發育異常（即產道異常）及胎位異常、胎兒發育異常等情況。本章節所談及的難產類似於現代醫學所言的產力異常而致難產。

【特效用穴】

火包穴；火主穴；靈骨穴。

【臨床運用及說明】

當今的接生均在特定醫院的特定科室，歸於產科，因此針灸醫生很少有機會見到難產的情況，筆者目前也沒有用針灸治療難產的經驗。就董師所設穴的主治來看，火包穴、火

主穴及靈骨穴均有治療難產或胎衣不下的作用,就此主治功效而錄用。

筆者認為產科醫生應當藉助針灸的治療功效用於臨床相關病症,這樣可以避免西藥或減少手術的運用,對產婦來說是非常有利的,應該值得臨床推廣。

五、乳腺增生

乳腺增生是婦女乳房部常見的慢性良性腫塊,以乳房腫塊和脹痛為主症,與月經週期、情緒變化有明顯關係,稱之為乳腺增生,在中醫學中稱為「乳癖」「乳痰」「乳核」「乳癧」「奶癖」「乳粟」等。一般多見於中青年婦女,發病率甚高,占乳房疾病的 75% 左右,是臨床上最常見的乳房疾病。本病在中國醫學中記述較早,早在隋代巢元方的《諸病源候論》中就有相關記載,到了北宋《聖濟總錄》一書中已有了較為完善的論述。

乳癖的發生常與情志內傷、憂思惱怒等因素有關。本病病位在乳房,足陽明胃經過乳房,足厥陰肝經至乳下,足太陰脾經行乳外,故本病與胃、肝、脾三經關係密切。基本病機是氣滯痰凝乳絡,衝任失調。

本病與現代醫學中的乳腺小葉增生、乳房囊性增生、乳房纖維腺瘤等疾病相類似。

【特效用穴】

指三重穴或足三重穴;足駟馬穴;通關穴、通山穴、通天穴;火主穴。

【臨床運用及說明】

乳腺增生已經成為目前影響女性健康的一類重要疾病,

具有發病率高的特點，目前西醫尚無有效的方法，針灸治療極具特效，筆者在臨床治療過數百例的患者，臨床獲效理想。

指三重穴董師言之有治療乳腫大的功效，乳腫大就指此類疾病，可用於乳腺增生及乳腺結節的治療。指三重穴與足部的足三重穴功效相近，但足三重穴功效更強，活血化瘀之效更好，所以在臨床治療乳腺增生以足三重穴用之更多，本穴組對乳房疾病治療範圍廣泛，可以治療多種乳房的疾病，乳腺炎、乳腺結節、乳房的腫痛皆能治療。

足駟馬穴處在多氣多血的足陽明胃經，此處肌肉肥厚，所以調理氣血的作用甚佳，因本穴又作用於肺，肺部是乳房所在之處，因此足駟馬穴對乳房疾病治療也極具特效。

通關、通山、通天三穴亦在胃經，胃經過乳房，胃經多氣多血，三穴調整血液循環作用甚強，故治療乳腺疾病也非常好。火主穴與太衝穴相近，太衝為肝經之原穴，有疏肝理氣、通絡散結的作用，所以治療乳腺增生就極具特效，火主貼於骨，作用更強。

傳統針灸中對本病積累了豐富的經驗，也能有效地針對性處理，筆者在傳統針灸治療本病最常用的穴位有膻中、乳根、足臨泣三穴。治療本病時一定要抓住治療時機，根據月經週期進行調節，一般在月經前的 1 週（當患者出現症狀之前）開始調理，連續 3 個月經週期左右可有效地治癒。

六、子宮肌瘤

子宮肌瘤相當於中醫學中的「癥瘕」，又有「石瘕」「血瘕」之稱，是女性生殖器最常見的一種良性腫瘤，一般

無特殊症狀表現，少數有陰道出血、腹部觸及腫物，以及壓迫症狀等。如發生蒂扭轉或其他情況時可引起疼痛。

本病在中國醫學中認識極早，早在中醫聖典《黃帝內經》中《素問‧骨空論》篇已有相關記載，之後諸多醫籍對本病不斷完善和總結，如明代時期張景岳所著的《景岳全書》中，已對本病之病因有了較為全面的認識，《景岳全書‧婦人規》曰：「瘀血留滯作癥，惟婦人有之其證，則或由經期，或由產後，凡內傷生冷，或外傷風寒，或恚怒傷肝，氣逆而血留，或憂思傷脾，氣虛而血滯，或積勞積弱，氣弱而不行，總由血動之時，餘血未淨，而一有所逆，則留滯日積，而漸成癥亦。」

古醫家在針灸治療中也有諸多臨床經驗記載，如《類經圖翼》中載：「癥瘕：三焦俞、腎俞、中極、會陰。」《神應經》載：「癥瘕：關元。」《神灸經綸》載：「胃俞、脾俞、氣海、天樞、行間、三焦俞、腎俞、子宮、子戶、中極、會陰、復溜。」這些臨床經驗至今在針灸臨床治療中起著重要的指導作用。

本病的發生機制為正氣虛弱，臟腑失和，氣血失調，氣機阻滯，瘀血內停而致。臨床以氣滯、血瘀、痰濕、濕熱為常見。

現代西醫學主要採取性激素或手術治療，所以患者一般不願意接受這些療法，針灸對本病有著較好的作用，是治療子宮肌瘤行之有效的療法。

【特效用穴】

姐妹一穴、姐妹二穴、姐妹三穴；婦科穴、還巢穴；水晶穴；火主穴；外三關穴、婦科穴。

【臨床運用及說明】

子宮肌瘤已經成為當前女性高發疾病，對女性身心健康造成了極大的危害，西醫尚無理想的方法，主要以性激素與手術方法處理，針灸早期處理能夠有效地得到解決，是調理本病的一條有效途徑。

在董氏奇穴中董師也設列了較多的穴位用於本病的治療，所設之穴有姐妹一、二、三穴，婦科穴、還巢穴、火硬穴、火主穴、水晶穴、地皇穴，這是董師在主治中所提到能治療子宮肌瘤的相關穴位。

婦科穴、還巢穴與姐妹一、二、三穴是董氏針灸治療各種婦科病的兩組通治穴位，可用於各種婦科病的治療，均具有廣泛和特效的作用，二穴組對子宮肌瘤仍然有很好的療效。火主穴與傳統針灸的太衝穴相近，其穴在足厥陰肝經，足厥陰肝經「循股陰，入毛中，環陰器，抵小腹」，因此肝經治療生殖系統疾病則是經絡所行的理論，太衝為足厥陰肝經之原穴，氣血充盛之處，本穴有極強的活血化瘀作用，火主穴緊貼第 1 與第 2 蹠骨進針，作用更加強大，因此火主穴自然可以治療本病，是臨床常用的穴位。

本病治療時程相對較長，因此筆者在臨床治療本病時常用兩組處方交替用穴，一組以姐妹一、二穴配火主穴；另一組為外三關穴配婦科穴，二組處方交替用針，這樣具有取穴少、療效快的特點，15 次為 1 個療程，療效令人極為滿意。

筆者在傳統針灸治療本病重視腹部穴位的運用，常用中極、子宮、歸來三穴治療，臨床可以與董氏奇穴遠近組合運用，其效更佳。

七、流　產

　　流產是西醫之名稱，在中醫學中很早就有相關之記載，並有諸多的論述，可見於中醫學中的「胎漏」「胎動不安」「妊娠腹痛」「墮胎」「小產」「滑胎」「胎萎不長」「胎死不下」等疾病範疇中。中醫學認為本病的發生主要與腎虛、氣血不足、血熱等因素使衝任不固，不能攝血養胎而致。首先明確什麼是流產？流產就是指當妊娠後，胚胎或胎兒在 20 週以前排出母體者就稱為流產，排出物就稱為流產物。根據流產的產生分為自然流產和人工流產兩大類。

　　在本節所述及的僅指自然流產的情況，那麼什麼是自然流產呢？自然流產就是指胎兒無獨立生存能力，也沒有採取人工流產方法，因某種原因使胚胎或胎兒自動脫離母體排出者。如何有效地防範這種情況的發生，這十分關鍵，藥物有一定的不良反應，所以西醫治療較為棘手，針灸方法既有可靠的療效，又沒有不良反應，故值得推廣運用。

　　【特效用穴】

　　通腎穴、通胃穴、通背穴；婦科穴、還巢穴。

　　【臨床運用及說明】

　　通腎、通胃、通背三穴均為腎之神經，作用於腎，也稱之為「腎三通」，腎主生殖，因此本穴組有很好的保胎效果，在董師的運用中有任取其中兩穴為治療婦人流產之補針，連續治療半月，即無再度流產之虞。這說明本穴組保胎作用很強大，筆者在臨床中將腎三通（通腎、通胃、通背）三穴與婦科穴、還巢穴同用為一組保胎特效用方，曾以此法治療了數例相關患者，取效非常滿意。

如曾治療一患者，每次懷孕之後 50 天左右就無名原因地流產 3 次，曾於多家醫院檢查與治療，未查出相關病因，也未取得治療效果，後經患者介紹來診，就針通腎、通胃二穴，配婦科、還巢二穴治療 20 天，再次懷孕後順利產下一女嬰。婦科、還巢二穴是治療婦科病的通用穴，能治療多種婦科疾病，尤對不孕症方面作用好，前面已述及。

八、陰　冷

陰冷又稱為性冷淡，在西醫學中稱為性功能障礙，是指女性在性行為方面長時間表現為性慾冷淡、缺乏性慾，甚至厭惡性生活，或在性交過程中出現困難或疼痛。由此常給夫婦生活關係造成不協調，產生家庭矛盾，導致家庭變故，因此應該引起一定的重視。

在這一方面針灸治療文獻極為少見，這是因為中國長期處於封建社會，男尊女卑，由於在封建社會婦女只是處於從屬地位，所以在這一方面長期處於禁閉狀態，在醫學史上對性冷淡的記述甚少，針灸內容更為少見，因此後來針灸臨床報導及運用也極為少見。隨著社會及醫學的發展，對本病的研究開始逐漸重視，但是優勢療法不多，針灸在這一方面有著較好的作用，董氏奇穴對此也有較好的療效，進一步研究與推廣針灸調理性冷淡有著重要的意義。

【特效用穴】

其門穴、其角穴、其正穴；婦科穴、還巢穴配腎關穴、人皇穴。

【臨床運用及說明】

本病與情緒因素有著重要的關係，在治療時應當配合心

理疏導，減輕思想壓力，配合性知識教育，避免亂用藥物，積極治療一些慢性疾病，可以有效地改善。

其門、其角、其正三穴是董師在臨床所用經驗，並對本病的治療有著較好療效，這因為本穴組從全息理論看對應於陰部，在大腸經，通過大腸與肝通，所以對本病就有較好的療效。本病與腎氣不充有著重要的關係，所以補充腎氣極為關鍵，腎關穴、人皇穴有益腎填精、補腎健脾的功效，配合婦科病的特效二穴婦科、還巢穴，有著較好的作用。

傳統針灸中筆者仍以關元穴、大赫穴、三陰交穴為常用，在不孕症一節已經講到，此三穴被稱為「生殖三針」，故對本病也有很好的治療作用。

九、陰 癢

陰癢又稱為「陰門瘙癢」「外陰瘙癢」，是由多種原因引起的一種常見症狀，多發生在陰蒂、小陰唇區，嚴重者可波及整個外陰部及肛門周圍。嬰幼兒、成人及老年婦女均可發生，臨床中以中年女性及老年女性為多見，瘙癢程度不一，有些嚴重者坐臥不安，對身心造成極大的影響。

中醫認為本病的發生多與肝、脾、腎三臟有關，肝脾功能失調，濕熱下注或肝腎不足，精血虧虛，則生風化燥，肌膚失榮而致。在古代醫籍中早有相關文獻記載，如《針灸甲乙經》中有：「女子下蒼汁，不禁赤瀝，陰中癢痛……」《神灸經論》中載：「陰挺痛癢，少府、曲泉。」

陰癢可見於西醫學中的「外陰瘙癢症」「外陰炎」「陰道炎」「外陰白色病變」等，這些疾病可以參考這一章節的治療。

【特效用穴】

天宗穴、雲白穴；姐妹一穴、姐妹二穴、姐妹三穴；手解穴；木婦穴。

【臨床運用及說明】

天宗穴與雲白穴均為四四部位的穴位，是董師主治陰癢的重要穴位，二穴在大臂上部，並在同一水平，根據手軀逆對理論，此處對應於陰部，所以治療陰部病有效，不僅對陰癢有效，而且對陰道炎、陰道痛、赤白帶下也具有特效，是治療下焦濕熱而致諸症的有效穴。這和木婦穴作用一致，因木婦穴治療婦科諸病極效，所以有人將本穴稱之為「婦科聖穴」。姐妹一、二、三穴因治療婦科諸病甚好，才有姐妹穴之稱，對婦科病有通治的功效，對陰癢也有較好的作用，因穴位所處的位置較高，取穴不便，限制了臨床的運用，但對於脾虛而致的陰癢療效較好。手解穴與傳統針灸的少府穴相符，少府為心經之滎穴，「滎主身熱」，又「諸痛癢瘡，皆屬於心」，心與小腸相表裡，心熱移於下焦，所以手解穴能治療陰癢，尤其對於暴癢最為有效。

在傳統針灸穴位中筆者以蠡溝穴最為常用，這是因為蠡溝為肝經之絡穴，肝經環陰器，抵小腹。《靈樞·經脈》：「其病氣逆則睾中卒，實則挺長，虛則暴癢。」故用之極具特效，其次就是三陰交穴、曲泉穴為常用。

十、陰道炎

陰道炎是西醫之病名，為婦科常見疾病。是指陰道黏膜及黏膜下結締組織的炎症，當陰道的自然防禦功能受到破壞時，病原體易於侵入，導致陰道黏膜及黏膜下結締組織的炎

症。在正常情況下，單純的病原體不一定發生炎症，只有當全身抵抗力低下或局部創傷時，各種病原體才侵入內生殖器形成感染。常見病原體有滴蟲、念珠菌、鏈球菌、葡萄球菌、大腸埃希菌、厭氧菌等，以及性傳播疾病的病原體如淋球菌、支原體、人乳頭瘤病毒等。

本病最主要的臨床表現是帶下異常及陰癢、陰痛，屬於中醫「帶下病」「陰癢」等範疇。本病主要是因肝經濕熱下注，感染滴蟲，或因肝腎不足，精血虧虛，生風化燥而成。

【特效用穴】

雲白穴、天宗穴；海豹穴；火主穴、火硬穴。

【臨床運用及說明】

雲白穴、天宗穴的運用理論已在陰癢中說明，其原理相同，以治下焦之證非常特效，是治療陰道癢、陰道痛、帶下病的有效穴位。海豹穴在大趾脾經上，能健脾祛濕，處於滎穴位置，能夠清熱，其病因多為濕熱而致，所以用海豹穴治療陰道炎也極具特效。火主、火硬二穴在足厥陰肝經之脈，足厥陰循股陰，入毛中，環陰器，因此對生殖系統疾病極具特效，火硬穴近於滎穴行間，清下焦濕熱作用非常強，因此二穴能治多種泌尿系統疾病，如膀胱炎、尿道炎、子宮炎、帶下病、陰道炎等。

十一、子宮炎

子宮炎也是現代西醫學之病名，是育齡婦女的常見病，有急性和慢性之分。急性子宮炎一般多發生於產褥感染、流產後感染。臨床主要以慢性子宮炎為多見，其主要症狀為白帶增多，屬於中醫學中的「帶下」範疇。

中醫認為本病的發生多因濕熱內蘊，或熱毒壅盛、濕邪浸淫，傷及任帶二脈所致。針灸治療本病療效較好，無論在改善症狀還是治本方面都具有滿意的療效。

【特效用穴】

姐妹一穴、姐妹二穴、姐妹三穴；婦科穴、還巢穴；木婦穴、水晶穴。

【臨床運用及說明】

董師設列了較多穴位用於本病的治療，有刺血用的背部三江穴，腹部的腑巢二十三穴，還有毫針用的婦科穴、還巢穴、木婦穴、火硬穴、火主穴、水晶穴、姐妹一穴、姐妹二穴、姐妹三穴，這些穴位均能治療。

婦科穴、還巢穴與姐妹一、二、三穴是治療婦科病的通治穴位，兩穴組對子宮炎仍然有較好的作用，也是董師治療本病所用穴位。筆者在臨床運用觀察姐妹一、二、三穴治療子宮炎要明顯優於婦科穴、還巢穴，若用婦科、還巢二穴時常配相關穴位，也可獲得顯著療效，常配足部的木婦穴，或者火主穴、火硬穴，也可配用水晶穴，根據患者的症狀調配。水晶為水之結晶，指子宮，專用於治療子宮病，董師用於子宮炎、子宮脹、子宮瘤之子宮諸疾。

木婦穴因治療婦科諸疾有顯著療效，故有「婦科聖穴」之稱，治療婦科炎性疾病尤具特效，可治療婦科赤白帶下、子宮炎、輸卵管發炎等，常與水晶穴同用，取效更佳。

十二、子宮不正

子宮不正又稱為胞宮不正，是指子宮位置異常改變，不處於正常生理性前傾位，病變多是後傾（後屈），也有左右

側屈，常是導致不孕的一個原因。其病因多為任、衝、陰維、陽維各脈失調，維繫胞宮的筋脈失養，腎虛不固，中氣不足，寒凝下焦，濕熱下注，導致了子宮位置的改變。

古代醫家對本病已有相關的記載，早在《景岳全書》《諸病源候論》等醫籍中就有相關的論述，因此在中醫學中也積累了豐富的經驗。針灸治療子宮不正療效甚佳，具有很大的優勢。

【特效用穴】

婦科穴、還巢穴；中脘穴、陽池穴。

【臨床運用及說明】

傳統針灸中陽池穴對本病有很好的調整作用，是臨床特效穴，陽池為三焦之原穴，三焦主氣，原穴氣血充盛，通達三焦，對子宮有調節作用，配用任脈之中脘穴，中脘穴為八會穴之腑會，胃之募穴，五臟六腑皆稟賦於胃，胃為後天之本，氣血生化之源，位居中州，土旺則能潤澤四旁，故對失調的經脈有濡養之效，二穴合用能有效地調整。

婦科穴、還巢穴是婦科病的通治穴位，對子宮位置不正也有調整作用，在臨床中常將婦科穴、還巢穴與陽池穴、中脘穴同用，其功效更佳，可達到快速而有效的調整作用。臨床合用形成了一個固定而有效的配方。

第三節 雜 症

一、輸卵管發炎、輸卵管不通

【特效用穴】

三陰交至內踝瘀絡（點刺出血）；重子穴、重仙穴（點

刺出血）；婦科穴、還巢穴；姐妹一穴、姐妹二穴、姐妹三穴；木婦穴；雲白穴。

【臨床運用及說明】

輸卵管不通也是常見的婦科雜症，並是導致不孕症的重要原因之一。

若是輸卵管完全不通，用針灸治療難以解決，針灸主要針對的是輸卵管發炎及通而不暢的情況，若是完全不通，則需要藉助西醫手術的方法予以處理。

筆者在治療時非常重視在小腹部艾灸施治，尤其是在子宮穴處施灸效果良好。

二、絕經前後諸症（圍絕經期綜合徵）

【特效用穴】

通腎穴、通胃穴、通背穴；下三皇穴；水相穴。

【臨床運用及說明】

本病也就是平常所說的更年期綜合徵，是女性在絕經前後出現性激素波動或減少所致的一系列軀體和精神心理症狀。

中醫認為本病的發生主要在於腎，基本病機就是腎精虧虛，腎的陰陽平衡失調。

其治療主要在於補益腎精，臨床治療時要分清患者陰陽失調的狀態，若陰虛為主就用以滋陰為主的通腎穴、通胃穴、通背穴治療；若是陽虛為主就用滋補腎陽的下三皇穴；若陰陽俱虛以通腎穴、通胃穴配腎關穴、水相穴運用。水相穴與傳統針灸的太谿穴相近，太谿為腎之原穴，能補益腎之精氣以治其本，所以水相穴也就有這一功效。

三、經間期出血

【特效用穴】

通腎穴、通胃穴、人皇穴；婦科穴、還巢穴、水相穴；雲白穴。

【臨床運用及說明】

經間期出血，是中醫學中的一個術語，即西醫所說的排卵期出血。

就是在月經中期，即排卵期，由於雌激素水平短暫下降，使子宮內膜失去激素的支持而出現部分子宮內膜脫落引起有規律性的陰道出血。

中醫認為本病主要是因腎陰虛而致，因此滋陰極為關鍵，通腎穴、通胃穴、人皇穴、水相穴有很好的滋陰功效，所以就有很好的治療作用。

婦科穴與還巢穴有調節女性激素水平的作用，因此二穴對本病也有確實的調整功效。雲白穴主要用於伴有下焦濕熱的患者。

四、回　乳

【特效用穴】

指駟馬穴。

【臨床運用及說明】

指駟馬穴用於本病是董師所運用的經驗，並有醫案之記載，用本穴治療 3 次，即將 12 年乳水不退的問題得以解決。

筆者在傳統針灸中主要以足臨泣穴、光明穴最為常用，療效也頗佳。

五、胎位不正

【特效用穴】

至陰穴。

【臨床運用及說明】

胎位不正在孕婦中十分常見，並是導致難產的主要原因之一，因此糾正胎位十分重要，傳統針灸中的至陰穴有著極為確實的效果，這已經得到了針灸界之共識，轉胎率極高，可達 80％以上，是目前最為可靠的方法，雖然沒有董氏奇穴的穴位運用，所以一併介紹。

單用灸法即可，在妊娠後 7～8 個月施以治療，艾灸時先讓孕婦排空小便，鬆開腰帶，坐於背靠椅上或半仰臥於床上，艾灸雙側至陰穴，每次灸 15～20 分鐘，3～5 次為 1 個療程，檢查轉胎的情況。一定注意細節的問題，糾正不可過度，掌握好最佳時機，且要注意艾灸時的方法。

六、陰　腫

【特效用穴】

婦科穴、還巢穴；火硬穴；天宗穴、雲白穴。

【臨床運用及說明】

陰腫是指陰部腫脹，中國醫學對此記述甚早。早在《諸病源候論》中就有記載，其病因多為濕熱而致，與現代炎症類似。在董氏奇穴中僅有還巢穴記載了這一功效，主治項中的陰門發腫就是這一作用。筆者在臨床此穴用之較少，主要以火硬穴、天宗穴、雲白穴為常用，這些穴位均有清下焦濕熱的作用，所以療效非常好。

第四章　外科病症

第一節　痔　瘡

在民間有「十人九痔」之說，這說明痔疾是臨床高發性疾病，具有發病率高、復發率高的特點，本病雖然不是大病，但卻給人們的日常生活帶來了極大不便，在身體上帶來了一定的痛苦，當前西醫的治療較為棘手，一般多以手術方法處理，具有痛苦大、復發率高的實際問題，所以許多患者長期忍受病痛的折磨。

針灸治療有很好的效果，具有操作簡單、功效好的特點，所以值得臨床重視。

【特效用穴】

其門穴、其角穴、其正穴。

【臨床運用及說明】

其門、其角、其正三穴是董師治療痔疾的用穴，其穴組處於大腸經脈，具有調理大腸經氣血、清瀉大腸之火的作用，就腕部全息論而言，其與肛門及陰部對應，所以能治療便秘與痔疾，三其穴是董氏奇穴治療便秘與痔疾的首選穴位。在傳統針灸治療痔疾多是以足太陽經用穴為主，這是根據足太陽經別的循行理論，「足太陽之正，別入於膕中，其

一道下尻五寸，別入於肛」。所以用足太陽的穴位效果非常好，臨床以承山穴、委中穴最為常用，承山穴是歷代治療痔疾的要穴，在許多歌賦中均有記載，如《玉龍歌》中有「九般痔漏最傷人，必刺承山效如神」的記載。因在承山與委中用穴治療效果最好，因此在委中至承山瘀絡點刺放血最為特效，具有作用快、療效高的特點。

筆者在臨床除了在此部位刺血，還以唇系帶上反應點割治，或長強至腰俞找反應點挑刺，形成了治療痔疾的三要法：委中至承山的瘀絡點刺放血；舌系帶反應點割治；長強至腰俞反應點的挑刺。在臨床中根據患者身體情況而用之，均具特效，不用毫針，僅用上述三法中任意一方即能解決，是治療本病特效之法。

第二節　疝　氣

疝氣是以少腹、睾丸、陰囊等部位腫大、疼痛為特點的病症，在中醫學中又稱為「小腸氣」「偏墜」等名稱。中醫認為本病的發生則是寒濕凝滯，或肝脾濕熱下注，或年老體弱，小兒形體未充等，肌弱筋緩，失於攝納，故而導致。從經絡學角度來看，本病與任脈、足厥陰肝經密切相關。

疝氣可見於西醫學中的腹股溝斜疝、鞘膜積液、附睾炎等疾病，是臨床高發疾病，西醫治療主要以手術為主，手術治療痛苦性大，費用高，耗傷人體元氣，針灸治療療效滿意，若能及時正確治療，可以有效地解決。

【特效用穴】

大間穴、小間穴、中間穴、外間穴、浮間穴；海豹穴、

腑快穴。

【臨床運用及說明】

以上處方用穴均是董師治療疝氣所設之穴，均能治療疝氣。尤其是五間穴，被董師稱之為治療疝氣的特效針，言之具有特效作用，臨床運用時每次 2～3 穴交替運用，而不是每次 5 個穴位都用，左病針右，右病針左。若在此部位有瘀絡者針之最具特效，是運用的指證。海豹穴位置通過足軀順對來看，對應於陰部，故能治療疝氣及婦科陰道病。腑快穴也能治療疝氣，常與海豹穴配用。

對於久病者可以在內踝至三陰交部位找瘀絡點刺放血，對於新病僅用毫針即可。內踝至三陰交點刺放血對治療許多生殖系統疾病具有特效，如不孕症等。

疝氣其病位在少腹及前陰，前陰在任脈線上，足厥陰肝經過陰器、抵少腹，故傳統針灸用穴主要在任脈和肝經上選穴，筆者常用大敦、太衝、關元三穴。

第三節 腸 癰

腸癰就是西醫臨床中的急、慢性闌尾炎，是外科最常見的急腹症，發病率甚高，西醫主要以手術為主，是普外科最常見的手術之一，與靜脈曲張、疝氣並稱為普外科「三大手術」。臨床主要以轉移性右下腹疼痛和右下腹侷限性壓痛、反跳痛為特徵。

中醫學認為本病的發生，與飲食不節、寒溫不適、飽食後劇烈運動或情志所傷有關，引起腸腑功能失常。

針灸對單純急、慢性闌尾炎未化膿者療效佳，對已化膿

或有穿孔、壞死傾向者需要西醫外科處理。因此對闌尾炎患者針灸治療越早效果越佳，應當積極、及時治療。

【特效用穴】

四花中穴、四花外穴（點刺出血）；門金穴；四花下穴、腑腸穴。

【臨床運用及說明】

董師對本病的治療僅設列了門金一穴，本病發病多急驟而嚴重，一穴治療一般尚難以達到目的，所以臨床多是先在四花中、外穴區點刺放血，再扎毫針，用門金穴配四花下穴與腑腸穴，這樣療效就非常好，能夠迅速改善症狀。

傳統針灸治療本病按照六腑病的取穴原則用穴，六腑有病常取用腹募穴和下合穴治療，腸癰屬於大腸腑病，所以傳統針灸常取用其腹募穴天樞配下合穴上巨虛用穴，另外還有本病的特效穴，經外奇穴闌尾穴，本穴專用於闌尾病的診斷與治療，既是本病的反應點，也是本病的治療點，故傳統針灸以天樞穴、上巨虛穴、闌尾穴最為常用。

第四節　丹　毒

丹毒屬於西醫學中的急性網狀淋巴管炎，是一種急性皮膚淋巴管的感染，表現為皮膚灼熱疼痛，色如塗丹，發展迅速。好發於顏面與小腿部，臨床中根據發病的不同部位定有不同的名稱，發生於頭面者稱為「抱頭火丹」，發生於下肢的稱為「流火」，發生於軀幹的稱為「內發丹毒」，新生兒丹毒好發於臀部，稱為「赤游丹」。

中醫學認為，本病屬火毒為病。多因血分有熱，外受火

毒，熱毒搏結，蘊阻肌膚，不得外瀉；或者皮膚黏膜有外傷，火毒之邪乘虛而入引起。

【特效用穴】

委中穴（點刺出血）；四縫穴（點刺出血）；心門穴；通關穴、通山穴、通天穴。

【臨床運用及說明】

本病病在血分，為熱毒壅盛之症，因此點刺放血極為重要，一般先刺血。委中穴又名「血郄」，擅清熱解毒，涼血活血，消腫止痛，凡血分熱毒壅盛之急症，用之最宜，早在《玉龍歌》中有載「委中毒血更出盡，愈見醫科神聖功」，故治療本病療效極佳；四縫穴為經外奇穴，輕症只刺一側，重症兩側皆刺，四縫穴是治療小兒疳積症的特效穴，因其有瀉火之效，所以治療丹毒也極具特效，每點擠出數滴血液即可。

四縫穴和委中穴可以任取一個穴位，也可以交替用之。點刺放血後再用毫針扎心門穴，心門穴是作用於心的特效穴，心主血脈，有活血消腫的作用。

傳統針灸除了在上述穴位刺血之外，也常在患處瘀絡點刺放血，毫針以曲池穴、血海穴最為常用。

第五節　脂肪瘤

脂肪瘤是由成熟脂肪細胞組成的常見良性腫瘤，可發生於全身各部位，以皮下為多見，可以單發，也可以多發，好發於肩、背、臀及腹壁等部位。

腫物較小的可發生數十個甚至數百個，成為多發性脂肪

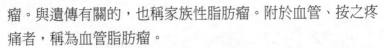

瘤。與遺傳有關的，也稱家族性脂肪瘤。附於血管、按之疼痛者，稱為血管脂肪瘤。

脂肪瘤是體表常見的一種良性腫瘤，由正常脂肪細胞積聚而成，占軟組織良性腫瘤的 80％左右。

中醫稱之為肉瘤，痰凝、結節等，中醫認為，本病的發生在於肝旺脾弱，健運失司，痰濕內生，以致氣血凝滯積久成形，發為肉瘤。

【特效用穴】

四花中穴、四花外穴（瘀絡點刺出血）；外三關穴；上三黃穴。

【臨床運用及說明】

中醫學認為本病與痰濕積聚有關，因此化濕祛痰治療是關鍵，在四花中、外區近於豐隆穴，豐隆是祛痰的「第一穴」，凡痰濕之疾往往在此處有瘀絡形成，因此在這一部位刺血是治療痰濕疾病的重要方法，本病在此區域點刺放血仍然效佳。

外三關穴是董師用於治療各種瘤及癌的要穴，之後的董氏傳人均用於各種瘤、癌的治療，並取得顯著的療效，且在臨床中有許多相關的報導，因此外三關也是治療脂肪瘤的重要穴位。

在臨床治療單發的脂肪瘤，或僅有幾個，筆者是以火針直接刺之，作用快，並且不需要天天針，幾次就能痊癒。

第五章　皮膚科病症

第一節　痤　瘡

痤瘡俗稱為「粉刺」「青春痘」，是一種毛囊皮脂腺慢性炎症性皮膚病，多發生於青春期的男女，好發於面部、胸背等處。形成丘疹、膿瘡等損害，為美損性疾病。

西醫學認為，本病與內分泌失調、細菌感染有關。中醫學認為，過食肥甘厚味，脾胃濕熱內蘊上蒸；肺經蘊熱、外受風邪或冷水漬洗，使血熱蘊結而導致本病。

針灸治療本病取效滿意，能夠較快地達到治癒目的，是治療本病的有效方法。

【特效用穴】

大椎穴、肺俞穴（點刺出血）；耳尖或耳背瘀絡（點刺出血）；制污穴（點刺出血）；駟馬穴；外三關穴、腑腸穴。

【臨床運用及說明】

針灸治療本病效果較好，尤其刺血，作用更快，許多患者僅刺血就可以治癒。對急性紅腫的青春痘可在大椎穴刺血治療，或在董氏奇穴中的制污穴處刺血，慢性患者可在耳尖及耳背瘀絡刺血，急慢性患者均可在肺俞刺血，一般每週2

次刺血即可。對於一般的粉刺均可以用駟馬穴治療，駟馬穴
作用於肺，肺主皮毛，粉刺與肺的關係密切，因此在中醫中
又有「肺風粉刺」之稱，所以本穴組治療粉刺極具特效。對
於紅腫較大的粉刺除了刺血外，常配毫針針刺外三關穴、腑
腸穴治療，僅對紅腫較大的粉刺治療有效。

　　傳統針灸以曲池穴、血海穴最為常用。針灸治療本病療
效雖然較好，但應注意日常的調理，否則容易復發。平時應
注意皮膚清潔，盡量用溫水洗臉，去除面部的油脂，不要用
手擠壓皮疹粉刺，以免引起瘢痕或感染。飲食宜清淡，不要
亂用化妝品。

第二節　鼾黑斑

　　鼾黑斑相當於西醫學中的黃褐斑，中醫學中又稱為「面
塵」「肝斑」「面黑皯」。又俗稱「妊娠斑」「蝴蝶斑」。
是面部常見的美損性疾病，多見於懷孕、人工流產及分娩後
的女性，是一種色素代謝異常的疾病。主要表現為面部出現
淡褐色斑或深褐色斑，多不被注意而漸漸發生。色素斑最初
為多發性，漸漸融合成大小不一、不規則的斑片，多對稱性
分佈於顴部、前額、兩頰部。西醫學認為本病的發生，與內
分泌失調，精神壓力大，並與日曬，長期使用化妝品或長期
服用某些藥物以及某些慢性病有關。

　　中醫學認為，平素情志不暢，肝鬱氣滯；衝任不調，肝
腎虧虛，陰虛內熱，或久病氣血虧虛，營衛失和，面失所
養；或飲食不節，憂思過度，損傷脾胃，脾虛濕困，痰鬱互
結可致本病的發生。

　　針灸治療本病則能夠有效地調整機體失調狀態，達到治本的功效，不但能夠有效祛斑，在祛斑的同時，還調整了機體氣血，有效地改善了面部血運，使面容更為光潔靚麗。

【特效用穴】

　　四花中穴、四花外穴；指駟馬穴或足駟馬穴；上三黃穴；四花上穴。

【臨床運用及說明】

　　指駟馬穴是董師用於本病治療的穴位，其穴在手陽明經脈上，手陽明多氣多血，手陽明大腸與手太陰肺相表裡，肺主皮毛，故能治療臉面黑斑。足駟馬穴與指駟馬穴有相同的作用，其功效更加強大，是治療皮膚病的一組特效穴，其穴在足陽明胃經上，氣血更為充盛，調理氣血作用強，是美容的要穴。董氏奇穴中有三組美容的特效穴，除了足駟馬穴之外，還有下三皇穴和上三黃穴，下三皇穴針之能使皮膚細嫩，白裡透紅；上三黃穴作用於肝，具有疏肝解鬱、化瘀消斑的作用，治療肝斑具有特效，故是美容的要穴。

　　四花上穴在多氣多血的足陽明胃經，並近於合穴足三里，本穴緊貼脛骨進針，作用更強，用之可起到疏通陽明之脈，激發陽經之氣，益氣養血，化瘀消斑。

第三節　皮膚瘙癢症

　　皮膚瘙癢症是一種自覺瘙癢而無原發性損害的皮膚病，主要表現為全身或局部皮膚瘙癢，由於不斷搔抓，常有抓痕、血痂、色素沉著及苔蘚樣變等繼發性損害。

　　本病多見於成年人，老年人更為多見，老年人多於冬春

季發病，青壯年多於夏季發病。西醫學對本病的發病機制尚未明確，一般認為瘙癢的發生直接或間接與神經、精神因素密切相關，與體質、代謝等因素也有一定的關係。根據發病的部位分為侷限性和全身性瘙癢。

本病與中醫學的「癢風」相類似。中醫學認為，稟賦不足，血熱內蘊，外感之邪侵襲，血熱生風；或久病體虛，風邪侵襲，血虛生風；或飲食不節，損傷脾胃，濕熱內生，化熱生風，內不得疏泄，外不得透達，侵及肌表，發為癢症。

【特效用穴】

耳尖及耳背瘀絡（點刺出血）；中九里穴、七里穴；足馴馬穴；金前下穴、金前上穴。

【臨床運用及說明】

耳尖及耳背刺血治療皮膚病具有通治的作用，可用於多種皮膚病的治療，在耳尖及耳背刺血，可有瀉熱袪風的作用，耳為手足少陽之會聚，少陽主風，故用耳尖、耳背刺血效佳。中九里穴與風市穴相符，風市者，風之市，故袪風之效極強，止癢的作用效佳。足馴馬穴作用於肺，肺主皮毛，其穴並在大腿部的足陽明經，大腿肌肉豐厚，陽明氣血充盛，調理氣血的作用極強，氣行血活，故治瘙癢症效佳。

筆者在臨床治療本病，一般先是在耳尖及耳背瘀絡點刺放血，再針馴馬穴或中九里穴，常配傳統針灸之血海穴、三陰交穴。

金前上、下穴，名為金，作用於肺，其穴在膝上 1 寸之筋旁，筋而應肝，肺主氣而應皮毛，肝主血而應風，所以本穴能調氣血，而治療瘙癢症，但是金前上、下穴筆者在臨床較少用之。

第四節 蕁麻疹

蕁麻疹是臨床中極為常見的一種皮膚病，發病率甚高，俗稱為「風團疙瘩」「風疹塊」，是一種變態反應性疾病，現代醫學認為是皮膚、黏膜的一種過敏性疾病，多因對周圍環境如花粉、灰塵、油漆、食物、藥物等過敏而引起。

根據發病的情況可分為三種類型：一是急性蕁麻疹（皮疹持續時間在 24 小時之內）；二是慢性蕁麻疹（皮疹反覆發作超過 6 週以上）；三是特殊類型蕁麻疹（包括皮膚劃痕症、寒冷性蕁麻疹、膽鹼能蕁麻疹、日光性蕁麻疹、壓力性蕁麻疹）。

各種蕁麻疹最主要的表現為皮膚上突然出現鮮紅色或蒼白色不規則的瘙癢性風團，大小不一成塊，逐漸融合成片，遇風易發，故名為風疹塊，又因時隱時現而稱為癮疹。輕者突然出現皮膚瘙癢，隨之出現大小不等的風團，嚴重者可出現腹痛、噁心、嘔吐、腹瀉，或出現呼吸困難、胸悶、心慌、煩躁，甚至出現低血壓等過敏性休克的嚴重狀態。

中醫學認為，本病由於先天稟賦不耐，標衛不固，腠理開洩，風寒、風熱之邪乘虛侵襲，遏於肌膚，營衛失調所致；或飲食不節，胃腸積熱，復感風邪，鬱於肌表而發。此外，情志內傷、衝任不調、肝腎不足，血虛生風化燥，阻於肌膚而致本病。

【特效用穴】

委中穴、大椎穴（點刺出血，用於急性患者）；肺俞穴、膈俞穴（點刺出血，用於慢性患者）；耳尖及耳背瘀絡（點刺出血）；腕順一穴、腕順二穴處瘀絡（瘀絡點刺出

血）；駟馬穴；中九里穴、七里穴；神闕穴（閃罐法，用於慢性患者）。

【臨床運用及說明】

針灸治療蕁麻疹有很好的療效，尤其是刺血方法更具特效，這是因為蕁麻疹為中醫之風證，根據「治風先治血，血行風自滅」的理論取用，臨床效果確有佳效，因此在本病中有多個刺血方案治療。

委中穴與大椎穴對急性蕁麻疹有特效，委中又名血郄，可理血和營；急性蕁麻疹多是風邪遏於肌表，針刺大椎穴，疏泄風邪，二穴同用，以達治風行血之效。

肺俞為肺的背俞穴，肺主皮毛，故能治療皮膚病；膈俞為血之會，用此穴能活血祛風而止癢。腕順一穴、腕順二穴是董氏治療本病的刺血區，二穴在手太陽小腸經，太陽主一身之表，《靈樞‧經脈》言：「盛則瀉之。」刺血就是以瀉為用，用之能祛風散邪、活血通絡、止癢，故腕順一穴、腕順二穴用於蕁麻疹的治療效佳。

駟馬穴及中九里穴均為董氏治療皮膚病的主穴，對皮膚病有通治的功效，二穴組對蕁麻疹仍有佳效。

神闕穴對蕁麻疹的治療有特殊的療效，以火罐閃罐為用，透過臨床實踐來看，本方法對慢性蕁麻疹更有效，尤其閃罐後此處紫暗明顯的為更佳，越紫暗療效越好，這一方法源於民間。神闕為任脈之穴，具有健運脾陽，和胃理腸，溫陽救逆等作用。神闕穴閃罐，祛風利濕，使內邪由此而出，故而特效。

傳統針灸筆者除了用神闕穴閃罐外，還常用曲池、風市、血海幾穴，以上是治療本病的重要穴位。

第五節 濕疹

濕疹也是常見的皮膚病之一，為多發性變態反應性皮膚病。表現為多形性皮膚損害，瀰漫分佈，劇烈瘙癢，常有糜爛，流水，對稱性發作，多為反覆性發病，常常轉化成慢性病。西醫學在目前對其病因尚不完全明確，一般認為是一種由多種內、外因素引起的真皮淺層及表皮炎症。

中醫學也從內外因素認識本病，內因主要是先天稟賦不足，外因為風濕熱邪侵襲肌膚，鬱於腠理而發。根據患病的部位不同而又有不同的名稱，如發於頭面部的稱面游風；發於耳後者稱旋耳瘡；發於四肢肘膝關節屈曲部位者稱四彎風；發於陰囊部者稱腎囊風；發於臍部者稱為臍瘡；嬰幼兒發生在面部者成為奶癬。近年來，濕疹發病呈明顯上升趨勢，這可能與氣候環境變化、大量化學製品在生活中的應用及精神緊張、生活節奏加快、飲食結構改變有關係。

本病大多纏綿難癒，反覆發作，治療棘手，針灸有較佳的療效，具有綠色、無耐受性、可重複性的特點。

【特效用穴】

四花中穴、四花外穴瘀絡（點刺出血）；尺澤穴、委中穴（尤適宜急性者，點刺出血）；耳尖及耳背瘀絡（點刺出血）；駟馬穴；四花上穴、人皇穴（用於慢性濕疹）。

【臨床運用及說明】

急性濕疹若能正確治療則可以較快地解決，但是慢性濕疹病情不穩定，易反覆發作，所以對慢性濕疹的治療應注意平時合理的生活調節，積極尋找病因以祛除。在治療時應重視刺血治療，在急性期尤以尺澤穴與委中穴最為特效，具有

清熱瀉火、行血袪瘀之效。耳尖、耳背刺血與駟馬穴用毫針針刺，均是皮膚病的特效用穴，具有廣泛的作用。二穴組對本病仍有很好的調治功效。

慢性濕疹多為陰虛血燥，四花上穴近於多氣多血足陽明胃經足三里穴，足三里為本經之合穴，合穴氣血充盛，脾胃為氣血生化之源，本穴貼於脛骨，調氣血作用更好，故有濡潤肌膚的作用。人皇穴近於三陰交穴，是養血潤燥的重要穴位，因此四花上穴與人皇穴合用治療慢性濕疹極具特效。

筆者在傳統針灸中以血海穴、曲池穴最為常用。血海為血之海，本穴有活血、疏風、袪濕的作用，「治風先治血，血行風自滅」。故對濕疹有效，尤其對腰以下的濕疹療效更佳，正如《醫宗金鑑》中云：「血海治男子腎臟風，兩腿瘡瘍濕痛。」曲池具有疏風清熱的作用，是傳統針灸治療皮膚病的特效穴。正如《馬丹陽天星十二穴治雜病歌》中言：「曲池……遍身風癬癩，針著即時廖。」慢性濕疹常加用三陰交穴，本穴為足之三陰之交會，具有疏肝健脾補腎的作用，因此能起到養血潤燥之效。

第六節 銀屑病

銀屑病又稱為牛皮癬，中醫中又稱為「松皮癬」「乾癬」「風癬」「白殼瘡」等。是一種原因不明而又常見並易復發的慢性炎症性皮膚病。好發於四肢的伸側，以皮膚紅斑性損害上覆蓋銀白色鱗屑，剝去鱗屑可見出血點為主要特徵。男女老幼均可發病，但以青壯年男性為多，多在冬季加劇。

　　本病具有發病率高、病情頑固、易於復發的特點，對患者身心影響頗大。西醫目前對本病病因尚未完全明確，認為本病的發生與遺傳、免疫、感染、微循環障礙有關，因此治療尚無有效的方法。

　　中醫認為本病的發生，是由於素體血熱，復受風寒或濕熱燥毒所致。針灸治療具有較佳的療效，值得臨床推廣運用。

【特效用穴】

　　耳背割治放血法，第 1 胸椎至第 12 胸椎夾脊與背俞之間反應點挑刺法，足駟馬穴與上三黃穴交替用針。

【臨床運用及說明】

　　本病病因以血熱為主，因此刺血治療非常重要，刺血是瀉熱的實效方法，因此療效非常好。耳背割治放血法是民間所用的實效方法，用鈹針或手術刀片在上耳背與中耳背之間劃割兩條長 3～4 公分的切口，以出血數滴即可，每隔 3～5 日兩耳交替割治。這一方法治療本病，方法簡便，療效確實。背部反應點挑刺法也具有簡便實效的特點，在第 1 胸椎至第 12 胸椎兩側各旁開 0.5～1.5 寸處找反應點，然後用三棱針挑刺反應點，使反應點出血幾滴即可。隔日 1 次，1 週為 1 個療程。

　　足駟馬穴是治療各種皮膚病的特效穴，尤其對本病非常有效，筆者臨床常與上三黃穴交替用針。銀屑病患者普遍性情急躁，情緒波動大，容易上火，所以疏肝解鬱非常重要，上三黃穴作用於肝，能夠疏肝解鬱，因此本穴對銀屑病調整有重要作用。常以足駟馬穴與上三黃穴交替用針。

　　本病大多較為頑固，纏綿難癒，因此治療療程大多較

長，所以醫患之間需要密切配合，當病情改善後，需要一定時間的鞏固治療，以防復發。

傳統針灸筆者常以血海、三陰交、風市三穴為常用，在臨床中常與董氏奇穴中的駟馬穴、上三黃穴配用。

第七節　雜　症

一、鵝掌風

【特效用穴】

十宣穴（點刺出血）；委中穴、尺澤穴患處瘀絡（點刺出血）；指駟馬穴、木穴（患側）；八邪穴、勞宮穴。

【臨床運用及說明】

鵝掌風又俗稱為富貴手，嚴重者手足裂開，一般治療十分棘手，董氏奇穴木穴對本病有很好的作用，在患側用穴，配用患側指駟馬穴則有更佳的療效，對於病情重者可以先刺血，初發者可在十宣刺血，病程久者可在委中穴與尺澤穴點刺放血。

二、頸項皮膚病

【特效用穴】

肩中穴；曲池穴。

【臨床運用及說明】

董師在肩中穴中指明治療頸項皮膚病有特效，這裡頸項皮膚病則應是特指頸項部的神經性皮炎，因為大多數神經性皮炎是從頸項部開始，是神經性皮炎的高發部位。

筆者透過臨床運用也驗證了這一點，由肩中穴治療頸項部神經性皮炎具有確實的作用。

三、灰指甲

【特效用穴】

水愈穴（點刺出血）。

【臨床運用及說明】

灰指甲發病來說並不少見，雖然本病不嚴重，但是缺乏有效的治療手段，因此多數患者一般不選擇就診，而選擇針灸的患者更為少見。

水愈穴治療灰指甲則是賴金雄醫師之經驗，筆者在臨床也尚未有本穴治療灰指甲的經驗，因本病近幾年來發病率在增加，治療尚無有效的方法，而就其功效摘錄於此，以供大家參考，若大家有機會時可以試用這一功效。

四、神經性皮炎（苔蘚樣病變）

【特效用穴】

耳尖及耳背（點刺出血）；肩中穴、駟馬穴；曲池穴、血海穴、三陰交穴。

【臨床運用及說明】

神經性皮炎是臨床常見皮膚病之一，發病部位可遍及全身，有的僅在某一個部位發生，有的則在多個部位，以頸項部最為多見，其次為肘關節、小腿、臀部及腹股溝多見。

頸項部皮炎的治療前面已專門講述。其他部位的皮炎以駟馬穴配傳統穴位為用。單純某一個部位的皮炎筆者以皮膚針叩刺加局部圍刺最為常用，療效較佳。

第六章 五官科病症

第一節 牙 痛

　　民謠有「牙痛不算病，疼起來真要命」之說，這說明了牙痛之症在平時生活中十分常見，一個人的一生中幾乎都會有或輕或重的牙痛經歷，所以才有了「牙痛不算病」之說。雖然不算病，但疼起來卻要命，這又說明了牙痛的痛苦性極大，往往使得寢居不安。民謠還有「牙疼方，一大筐」之說，這又說明了治療牙痛的方法不少，但是能起到根本治療的極少，若有管用之法，就不會出現一大筐方法了。針灸治療牙痛有著作用快、治療效果好、無副作用的特點，許多患者一穴一針即能達到療效。

　　【特效用穴】

　　腳背（陷谷穴至解谿穴）瘀絡點刺；側三里穴、側下三里穴；靈骨穴；下白穴；三叉三穴。

　　【臨床運用及說明】

　　針灸治療牙痛具有較好的療效，但是在治療時一定要明確辨證，其辨證要從經絡和病性辨證兩方面著手，從經絡來看，上下牙經絡分屬不同，上牙歸屬於足陽明經，下牙歸屬於手陽明經；病性辨證包括3個方面，一是胃火牙痛，二是

風火牙痛，三是腎虛牙痛。

上牙痛主要以足陽明胃經用穴為主，下牙痛主要以手陽明經用穴為主。胃火牙痛以清瀉陽明之火為用，如厲兌、內庭等穴，風火牙痛以翳風、外關、風池等穴為主，腎虛牙痛以太谿、復溜等穴為常用。傳統針灸治療牙痛非常重視手陽明大腸經，手陽明大腸經在古代被稱為齒脈，對牙齒有著特殊的功效，尤其手陽明經遠端穴位對牙痛皆有一定的功效，臨床治療牙痛最常用的合谷穴也是本經穴位，是牙痛的首選穴。特別是齲齒痛，本經的穴位更為首選，如經穴陽谿、絡穴偏歷、郄穴溫溜，皆能治療齲齒痛。以上是傳統針灸治療牙痛最核心的辨證用穴。

董氏針灸治療牙痛以側三里穴、側下三里穴最為常用，其療效非常滿意，由臨床實踐來看，作用非常確實，若與靈骨穴配用，療效更佳。對急性牙痛配合在足背處刺血發揮作用更快，這也是董氏針灸治療牙痛常用的方法。

下白穴在原著中言之可治療牙齒發酸，這是腎虛牙痛的表現，下白穴在三焦經上，三焦與腎相別通，因此可治療腎虛性牙痛。無論董氏奇穴還是傳統針灸治療牙痛，遠端用穴均可加用局部的穴位為牽引針，作用將會更強，上牙痛常加用下關穴，下牙痛常加用頰車穴。

第二節　耳鳴、耳聾

耳鳴、耳聾是聽覺異常的症狀。耳鳴是聽覺功能紊亂產生的一種症狀，自覺耳內鳴響，如蟬如潮，以妨礙聽覺為主症；耳聾以聽力減退或聽覺喪失為主症。臨床上耳鳴、耳聾

既可單獨出現，亦可先後發生或同時並見，所以一併論述。

西醫學認為，各種因素導致聽神經損傷或先天聽覺障礙可致耳聾，根據病變部位可分為傳導性耳聾、感音神經性聾和混合性聾；根據病變性質可分為器質性和功能性耳聾；按發病時間特點分為突發性、進行性和波動性耳聾。

中醫學認為，本症病因可分為內因、外因，內因多由惱怒、驚恐，肝膽風火上逆，以致少陽經氣閉阻，或痰火壅結耳竅，亦有突然爆響震傷耳竅引起者。從病性看，發病有虛實二因，虛為腎虛，實為肝膽火旺。從經絡學來看，手足少陽及手太陽經與耳的關係最為密切，腎開竅於耳，因此傳統針灸治療本病多從這幾條經脈中選穴。

針灸治療耳鳴、耳聾有著較好的療效，尤其對屬於西醫所言的神經性耳鳴、耳聾針灸具有特效，若能辨證用穴，可有較佳的療效，但是對於病程較久者，療效就會明顯下降，一般來說病程越長，治療效果也就會越差，因此及時正確的治療至關重要。

【特效用穴】

足外踝周圍瘀絡（點刺出血）；總樞穴（點刺出血）；指駟馬穴或足駟馬穴；下三皇穴；中九里穴、七里穴；火硬穴或六完穴；中九里穴、三叉三穴、足駟馬穴。

【臨床運用及說明】

針灸治療耳鳴、耳聾主要從三個方面進行辨證用穴。

一是從經絡循行辨證用穴，與耳直接聯繫的經脈有三條，分別是手足少陽與手太陽小腸經，尤其是手少陽三焦經與耳的聯繫最為密切，其中有兩個分支聯繫到耳朵，一支系耳後，直上出耳上角，以屈下頰至顴（ㄓㄨㄛ，顴骨），另

一支從耳後入耳中。因此在古代醫著中三焦經脈被稱為耳脈，治療耳內疾病也主要從手少陽用穴，如液門、中渚、外關等穴是治療耳疾的要穴；

　　二是從病性辨證處方，從病性辨證主要分為虛實二證，虛證為腎虛，實證多為肝膽火旺。臨床實際患者一般虛實夾雜的為多，既有腎虛的問題，也有肝膽火旺的問題，所以臨證用穴需要明確虛實之因的輕重，根據虛實辨證組方用穴；

　　三是根據局部穴位治療局部的病症配用局部用穴，頭面部的穴位以治療局部病症為主的特點，則以耳前、耳後穴位為主，如耳前三穴（耳門、聽宮、聽會），以聽宮最為常用，這是因為聽宮穴是手太陽小腸經之入耳處，並分別與手足少陽交會，一穴可通入耳三經。耳後的穴位主要以翳風、完骨為主，筆者以翳風穴最為常用，由此二穴（聽宮、翳風）一前一後，直接夾擊耳部，作用極效。

　　以上三點是針灸治療耳鳴、耳聾取穴獲效的關鍵點。傳統針灸耳部穴位配合董氏奇穴治療具有顯著的療效。

　　董氏奇穴中也有諸多的用穴，董師所設用穴有指駟馬穴、靈骨穴、花骨一穴、足駟馬穴。無論耳鳴、耳聾均以足駟馬穴用之最多，無論虛實皆可治療，是治療耳疾的特效用穴，本穴治療耳鳴、耳聾有確實的療效。足駟馬穴在多氣多血的足陽明胃經，調理氣血作用甚佳，作用於肺金，透過金生水，肺以調氣，所以治療耳疾作用特效。

　　筆者在剛剛學習董氏針灸時，就是以此穴組治療耳鳴、耳聾獲得了臨床大效，才有了更進一步學習董氏針灸的興趣；下三皇穴以補腎為主，主要用於腎虛者；中九里穴作用於少陽，以調少陽經脈為用；火硬穴與六完穴作用於肝膽，

以清瀉肝膽之火為用。

筆者在臨床運用時常先以外踝周圍瘀絡點刺放血，然後再針足駟馬穴，配中九里穴、三叉三穴為常用，肝膽火旺者加配火硬穴，腎虛者加配腎關穴或人皇穴。

第三節 聤 耳

聤耳又稱膿耳，相當於西醫學中的急、慢性中耳炎，本病是耳部最常見的疾病，以青少年為高發，反覆發作是其特點。聤耳是指中耳黏膜、鼓膜或深及骨質的急、慢性化膿性炎症。急性患者多發病突然，伴有發熱、耳部疼痛及流膿的表現。慢性患者常因勞累、耳內進水或感冒等因素誘發，反覆發作流膿為特點，長期反覆發作可導致聽力下降，嚴重者可引起嚴重的顱內外併發症而危及生命。

中醫認為本病的發生多因外感風熱、情志抑鬱、嗜食辛辣厚味而致肝膽火挾濕上攻於耳而發。

【特效用穴】

外踝四周瘀絡（點刺出血）；制污穴（點刺出血）；指駟馬穴或足駟馬穴（中駟馬穴、上駟馬穴、下駟馬穴）；外三關穴。

【臨床運用及說明】

本病纏綿難癒、反覆發作是其最大的特點，藥物難以發揮療效，針灸治療具有較好的作用，急性期由針灸則能起到疏風清熱、解毒止痛的作用。對已化膿者，針灸可起到促進吸收、痊癒的功效。針灸治療首先注重點刺放血的運用。外踝區是董氏針灸治療耳部疾病反應區，在此區運用非常符合

經絡理論，外踝區為足少陽所過，耳朵就是被手足少陽所包繞，因此在此區點刺放血具有清瀉肝膽之火的作用，通利少陽之效。制污穴點刺不僅治療傷口不癒合具有特效，而且對帶狀皰疹、燒燙傷、脈管炎、口腔潰瘍、聤耳等均有特效，制污穴是「制服血中之污」之意，由在本穴處點刺放血可清除血中導致其感染的因素。無論在外踝還是制污穴點刺放血均有佳效，臨床可以交替用穴。

馱馬穴是董師唯一所列出能治療中耳炎的穴位，指馱馬與足馱馬功效相同，唯足馱馬的功效強於指馱馬穴。外三關穴具有清熱解毒的功效，因其治療外科相關疾病具有特效作用，所以有「外三關」之稱。

第四節　過敏性鼻炎

過敏性鼻炎包括了變應性鼻炎、血管運動性鼻炎、嗜酸性粒細胞增多性非變應性鼻炎幾種，是機體對某些變應原敏感性增高而呈現以鼻腔黏膜為主的變態反應性疾病。臨床以突然或反覆發作的鼻癢及噴嚏或流清涕、鼻塞等為主要特徵的鼻病。陣發性鼻癢，打噴嚏，少則幾個，多則幾十個，繼之流大量清水樣涕，不能控制，常伴以鼻塞和嗅覺減退。可見於任何年齡，可呈常年性發病或季節性發病。

本病屬於中醫學中的鼻鼽，中醫學認為，本病多由臟腑虛損，正氣不足，尤以肺氣虛弱，腠理疏鬆，衛表不固，風邪、寒邪或異氣乘虛入侵，犯及鼻竅所致。

本病纏綿難癒，現代醫學用藥治療既難以根治，又因藥物副作用大，所以使得許多患者長期帶病生活，針灸治療具

有較佳的療效。

【特效用穴】

指駟馬穴或足駟馬穴；火腑海穴；四花上穴；靈骨穴、四花上穴、駟馬穴。

【臨床運用及說明】

針灸治療本病由來已久，在古代多部針灸醫籍中均有相關記載，其治療效果確切，具有見效快而無不良反應的特點。駟馬穴作用於肺，肺開竅於鼻，對鼻疾具有廣泛的治療作用，是治療所有鼻病的特效用穴。

火腑海穴也是董師用於治療本病的穴位，本穴與傳統針灸的手三里穴相符，手三里穴處於多氣多血的手陽明大腸經，手陽明夾鼻而行，「還出挾口，交人中，左之右，右之左，上挾鼻孔」。因大腸經多氣多血，調理氣血作用極強，能疏風活絡，所以治療本病具有較好的作用。

筆者在臨床運用中常以四花上穴、靈骨穴和駟馬穴同用治療本病獲取了很好的治驗。靈骨穴溫陽補氣的作用極強，其穴在手陽明經脈，多氣多血，並與鼻子關係最為密切，四花上穴近於足三里穴，疏調鼻部氣血作用極強，配用治療鼻疾的特效用穴，可有很好的功效，若再加一針迎香穴為牽引針，既可有立竿見影之效，也能有效治本。

第五節 鼻竇炎

鼻竇炎是耳鼻喉科常見疾病，臨床包括急、慢性兩種。急性鼻竇炎是鼻竇黏膜的急性卡他性炎症或化膿性炎症；慢性鼻竇炎為急性鼻竇炎反覆發作、遷延日久所致，臨床可以

單側或單竅發病，但以雙側、多竅發病為常見。

　　臨床主要以鼻塞、頭痛、濁涕（黃黏涕或膿涕）及嗅覺減退為主要表現，多在冬季為明顯，感冒後誘發或加重。發病人群以兒少發病為多。

　　本病相當於中醫學的鼻淵，又有「腦漏」「腦砂」「腦淵」等稱謂。

　　中醫學認為，鼻淵的發生，多因外感風熱邪毒，或風寒侵襲久而化熱，邪熱循經上蒸鼻竅；或膽腑鬱熱，循經上犯，蒸灼鼻竅；或脾胃濕熱，邪毒循經上擾等引起；或久病體弱，肺氣虛損，肺衛不固則邪毒易於滯留，上結於鼻而為病；或飲食不節，勞作太過，思慮憂傷，損傷脾胃，精微化生不足，清陽不升，鼻失濡養而發。

【特效用穴】

駟馬穴；側三里穴、側下三里穴；靈骨穴、火硬穴。

【臨床運用及說明】

　　駟馬穴既是治療各種肺病的特效穴，也是治療各種鼻病的特效穴。駟馬穴作用於肺，肺開竅於鼻，針刺駟馬穴有疏散鼻部鬱熱而通鼻竅的功效，因此駟馬穴治療鼻部疾病具有特效作用，用於鼻竇炎的治療確有卓效。

　　側三里穴與側下三里穴在少陽（膽）與陽明（胃）之間，膽腑鬱熱循經上犯鼻竅是導致慢性鼻竇炎的主要原因，陽明不通，精微化生不足，鼻失濡養也是導致本病的重要原因，因此用側三里、側下三里治療鼻竇炎甚效。

　　傳統針灸治療本病主要以鼻部周圍的穴位為主，臨床則是以鼻部三針（印堂、迎香、鼻通）和通天穴最為常用，具有立竿見影的療效。

筆者在臨床治療時也常配以局部的穴位，尤其是初期治療效果良好，鞏固治療則以遠端穴位為主。

第六節 鼻 衄

鼻衄就是鼻腔出血，為耳鼻喉科常見疾病，尤其是在耳鼻喉科急診中更為常見。發生的原因比較複雜，既可以由鼻子局部原因導致，也可以由某些全身性疾病所致。

中醫學中又有「鼻紅」「鼻洪」「腦衄」之稱。在女性中還有一種特殊的鼻出血，就是每以經期而出現鼻出血，這種稱之為「倒經」。中醫學認為，鼻子出血是由於鼻中絡脈損傷，血液溢於脈外所致。

【特效用穴】

肩中穴；六完穴；腕順二穴；博球穴。

【臨床運用及說明】

董師用於鼻出血所設穴位有腕順一穴、肩中穴、博球穴，臨床以肩中穴最為常用。以手軀對應來看，肩部應於頭部，本穴在肩部正中央，又對應於鼻，所以能治療鼻病，肩部肌肉豐厚，以肉應脾，脾統血，所以治療鼻子出血效佳，尤其對於血管硬化而致的鼻出血最具特效。六完穴主要功能是止血，因此六完穴也能治療鼻子出血。

對於博球穴和腕順一穴治療鼻子出血的功效筆者尚無運用經驗，請讀者臨床進一步驗證其療效。

傳統針灸中筆者以上星穴與孔最穴最為常用，二穴治療鼻出血有很好的療效。上星穴是歷代臨床治療鼻出血的要穴，具有清瀉鼻竅之火，涼血止血之效，早在《針灸甲乙

經》《針灸資生經》《神應經》等醫籍中均有上星穴治療鼻出血的經驗記載，用於鼻部出血效果確實。孔最穴為肺經之郄穴，陰經之郄穴善治血證，肺開竅於鼻，因此用孔最穴治療鼻出血既有理論根據也有很好的實際療效。

第七節　喉痺

喉痺又稱為咽喉腫痛，是指口咽和喉咽部病變而致的以咽喉紅腫疼痛為主要症狀的系列疾病，常伴發熱、咽乾、吞嚥不適、聲音嘶啞等症狀，是耳鼻喉科最為常見的病症。可見於西醫學中的上呼吸道感染、急性咽炎、慢性咽炎、扁桃體炎、扁桃體周圍膿腫、咽喉膿腫、急性喉炎等疾病。

中醫學認為，喉痺多由外感風熱或風寒，或肺胃積熱，或虛火上炎等因素所致。

【特效用穴】

喉蛾九穴（點刺出血）；少商穴（點刺出血）；足千金穴、足五金穴；外三關穴；三叉三穴配分金穴。

【臨床運用及說明】

咽喉腫痛是臨床常見病，也是針灸的優勢病種，因此董師對此設穴較多，有刺血用的耳背穴、喉蛾九穴，也有毫針用的分金穴、失音穴、足千金穴、足五金穴、外三關穴、鼻翼穴，這些穴位各有所用，有一定的針對性。

一般的咽喉腫痛在少商穴點刺放血即可有效，並有立竿見影的作用，疼痛嚴重時可配用商陽穴同用，對於聲音嘶啞的患者可在喉蛾九穴點刺放血，對於喉蛾九穴臨床運用時，可僅選取喉結及其上 1 寸與下 1.5 寸處各一穴，加上喉結左

右旁開 1.5 寸各一穴即可。

名為五金、千金之穴均對咽喉疾病有效，尤其足五金、足千金作用最強，穴名為「金」，與肺有關，可治肺系疾病，二穴合用，以治療咽喉病變為特效；外三關穴具有清熱解毒之效，猶如傳統針灸曲池穴，主治肺系病之扁桃體炎、喉炎等咽喉疾病；三叉三穴與傳統針灸液門穴相符，液門為三焦經之滎穴，「滎主身熱」，在五行中屬水，因此清瀉三焦之火的作用極強，因此是咽喉疾病的特效穴。

筆者在臨床治療咽喉腫痛一般先在少商穴點刺放血，再針三叉三穴、足千金穴、足五金穴。

第八節　喉　喑

喉喑為中醫之名，是指說話聲音嘶啞或不能出聲，若是急驟起病者，又稱為「暴喑」或「卒喑」；若是反覆發作，甚或遷延不癒，稱之為「久喑」「久無音」。可見於西醫學中的急慢性喉炎、喉返神經麻痺、聲帶麻痺、聲帶小結及癔症性失音等疾病。

中醫學認為，喉喑有虛實之分，與肺腎關係密切。實證多由風寒、風熱犯肺，肺氣失宣，邪氣凝滯於喉，或情志不舒、肝氣犯肺，氣滯痰凝，阻滯喉竅，導致「金實不鳴」；虛證多因肺腎虛損，喉竅失養，導致「金破不鳴」。

【特效用穴】

總樞穴（點刺出血）；失音穴；背面穴。

【臨床運用及說明】

此三穴均是董師治療失音所設穴位，治療失語性疾病確

具佳效。總樞穴在督脈上，處於風府穴與啞門穴之間，傳統啞門穴是治療失語疾病的要穴，風府穴疏調腦部氣血極強，因此總樞穴治療失語極具特效。本穴治療失語僅用淺刺放血即可，點刺放血既簡單，又避免了風險，可謂一舉兩得。

失音穴因治療失音而得名，治療失音與瘖啞確實有效。一般先點刺總樞穴，再針刺失音穴，即可獲效。

背面穴與傳統針灸肩髃穴相符，其穴處於手陽明大腸，大腸與肺相表裡，由調肺氣、疏陽明之氣血而治療發音無力。失音穴善治暴瘖（突然失語），舌強難言以總樞穴為特效，發音無力以背面穴為特效。

傳統針灸治療失語筆者以商丘、啞門、通里三穴最為常用，商丘三穴治療失語性疾病極具特效，這有兩個方面的作用原理：一是商丘三穴為脾經之經穴，脾經與舌的關係最密切，「連舌本，散舌下」，「病變於音者，取之經」，因此商丘穴治療失語療效甚佳；二是本穴為土金穴，具有補脾生金的作用。

通里穴為心經之絡穴，心開竅於舌。手少陰之絡「循經入於心中，系舌本」，直接聯繫於舌，早在《馬丹陽天星十二穴》中記載「欲言聲不出」的運用。用通里穴治療不能言，既有豐富的理論也有古醫家臨床治驗。

第九節　目赤腫痛

目赤腫痛俗稱為「紅眼病」，又有「風熱眼」「天行赤眼」之稱。中醫學認為，目赤腫痛的發生多與感受時邪疫毒或素體陽盛、臟腑積熱等因素有關；風熱時邪侵襲目竅，或

肝膽火盛，循經上擾，以致經脈閉阻，血壅氣滯而發病。

目赤腫痛就是眼病的一個表現症狀，是指一切能引起眼睛紅腫疼痛的疾病。相當於西醫學中的結膜炎，由細菌或病毒感染而致，結膜炎具有很強的傳染性，多見於春秋季節，可散發感染。

針刺治療目赤腫痛有較好的療效，尤其是點刺放血更具有簡、便、廉、驗的特點。

【特效用穴】

太陽穴（點刺出血）；耳尖、耳背（點刺出血）；肩胛區反應點（挑刺出血）；上白穴；火硬穴；花骨一穴。

【臨床運用及說明】

本病屬於熱證，根據「熱則疾之」的理論，點刺出血治療本病具有特效的作用，太陽穴位於眼旁，點刺出血及針刺瀉法可清瀉眼部之鬱熱，消腫止痛。耳尖為經外奇穴，點刺出血具有清瀉目竅火毒的作用。

目赤腫痛的患者往往在兩肩胛之間出現丘疹樣反應點，其反應點壓之不褪色，就其反應點挑刺。目為肝之竅，火硬穴與肝經滎穴行間相近，「滎主身熱」，刺之火硬穴，可加強瀉熱的作用。上白穴是治療各種眼疾之效穴，手掌對應於頭面五官，此穴在滎穴的位置，故治療目赤腫痛效佳。花骨一穴是治療眼病及眼周病專穴，本穴組與腳背肝經之太衝、行間及其前後相對應，故治療本病就有很好的作用。

第十節 麥粒腫

麥粒腫是指眼瞼邊緣生小癤，紅腫疼痛，形似麥粒，因

此稱為「麥粒腫」，又稱為「針眼」「土疳」，俗稱為「偷針眼」。本病為常見病，單側發病為多，雙側同時發病的也不少見，以青少年發病為多，多數預後較好，但對反覆發作或治療不當者可導致硬結不消，使硬結長期遺留，可影響眼瞼外觀或功能，但對視力無影響。

本病相當於西醫學中的外瞼腺炎，是眼瞼腺體的急性化膿性炎症，為葡萄球菌侵入眼瞼腺體而致。根據發病部位有內外之分，發生於睫毛、毛囊或周圍皮脂腺者，稱為外麥粒腫；發生於瞼板腺者，稱為內麥粒腫。

針灸治療本病具有用穴少、療效高、作用快、無副作用的特點，是針灸之優勢病種。

【特效用穴】

足中趾趾腹（主要用於下眼瞼麥粒腫，點刺出血）；耳尖及耳背（主要用於上眼瞼麥粒腫，點刺出血）；患側肩胛區（主要用於上眼瞼麥粒腫，點刺出血）；靈骨穴。

【臨床運用及說明】

透過長期的臨床觀察分析，針灸治療本病可謂首選方法。傳統針灸治療本病則從經絡學角度辨證用穴，根據足太陽膀胱經行於上眼瞼，足陽明胃經行於下眼瞼，以及《靈樞・經筋第十三》「太陽為目上網，陽明為目下網」的理論辨證用穴，上眼瞼的麥粒腫當治足太陽膀胱經，下眼瞼的麥粒腫當治足陽明胃經。因此上眼瞼的麥粒腫可在背部肩胛區足太陽膀胱經的循行區域尋找一些如小米粒大小的小紅點，稍高起於皮膚，少則三兩個，多則有十幾個，可用一次性刺血針頭點刺或挑刺出血，再用手擠捏點刺部位使之出血，出血原則是「血變而止」即可。

　　這種反應點的針刺療法由來已久，自古就有相關治療記載，如《針灸聚英・卷三》：「偷針眼，視其背上有細紅點如瘡，以針刺破即瘥，實解太陽之鬱熱也。」《證治準繩・第七冊・七竅門上》也有相關記載：「土疳症，有一目生又一目者，有只生一目者⋯⋯其病不一，當隨宜治之⋯⋯謹按世傳眼皆初生小皰，視其背上，即有小紅點如瘡，以針刺破眼時即瘥，故名偷針，實解太陽經結熱也，人每試之有驗。」

　　肩背部反應點適合於上眼瞼的麥粒腫，對於下眼瞼的麥粒腫一般不會在肩胛區出現反應點，因此下眼瞼的麥粒腫就不選擇這一方法。下眼瞼的麥粒腫雖不在這一區域有敏感點，但仍可針對性地處理，其治療點在足中趾趾腹部位，點刺放血具有特效。其運用仍然根據經絡循行理論，下眼瞼歸屬於足陽明胃經，足中趾趾腹也為足陽明胃經，足陽明胃經「下足跗，入中指內間；其支者，下廉三寸而別，下入中指外間；其支者，別跗上，入大指間，出其端」。可見，足中趾完全歸屬於足陽明胃經，所以在此部位點刺放血極具特效，對於病情嚴重者，當然也可以於足大趾、足次趾、足中趾同時點刺。

　　耳尖及耳背刺血對各種眼疾均有療效，對麥粒腫尤具特效，無論上下眼瞼皆可以。耳尖及耳背刺血有活血化瘀、泄熱消腫、通絡止痛的作用。

　　靈骨穴對本病具有特效的作用，僅用本穴即可治療，左右交替用穴。在日本將本穴又稱之為「偷針眼穴」，可見本穴治療該病作用極其強大，確具實效。

　　臨床治療時一般先根據上下眼瞼的不同確定刺血部位，

上眼瞼首先查找患側肩胛區反應點；若是有反應點，先點刺反應點；若是沒有反應點，就針刺患側耳尖穴。下眼瞼一般選擇患側足中趾的趾腹刺血。無論上下眼瞼，再針靈骨穴，若早期患者，1～2次可癒。

第十一節　眼瞼瞤動

　　眼瞼瞤動就是俗稱的眼皮跳或眼眉跳，又稱為「目瞤」「胞輪振跳」。中醫學認為本病是因氣血不足、筋脈失養、血虛生風而致。在日常生活中極為常見，輕者不治可自癒，重者往往較為頑固，眼瞼跳動時並連同半側面部肌肉抽動，可波及面肌而誘發面肌痙攣。

　　一般多為一側發病，當情緒緊張、勞累、睡眠不足的情況下誘發或加劇，入睡時就完全消失。

　　本病相當於西醫學中的眼瞼痙攣、眼肌震顫，目前尚缺乏有效的療法，針灸治療療效迅速而確切，無論近期及遠期效果均較為肯定。

　　【特效用穴】

　　側三里穴、側下三里穴；腎關穴；四腑一穴、四腑二穴。

　　【臨床運用及說明】

　　傳統針灸治療本病主要從兩個方面辨證，一是根據經絡循行理論，「太陽為目上網，陽明為目下網」，二是根據眼瞼屬脾的方面辨證用穴。上眼瞼以申脈穴最為常用，下眼瞼以三間穴為常用。

　　側三里穴與側下三里穴在膽經與胃經之間，善治少陽陽

明兩經及合經之病，又善治風痰之病。故對本病極具特效；腎關穴處於脾經上，眼瞼屬脾，又脾與小腸通，小腸經聯繫內外眼角，因此治療眼肌痙攣效佳；四腑一穴與四腑二穴均為局部用穴，四腑一穴與傳統針灸的絲竹空穴相符，四腑二穴與傳統針灸的攢竹穴相符，均在上眼瞼所處的部位，因此主要用於上眼瞼的病變。

第十二節　眼瞼下垂

眼瞼下垂就是上眼皮睜開無力，而無力上提，甚或不能抬起。在古代被稱之為「睢目」，又名「上胞下垂」「眼瞼垂緩」，嚴重者還被稱為「瞼廢」。中醫學認為本病的發生，多為氣虛不能上提，或血虛不能養筋而致。

在西醫學中可見於眼型重症肌無力、神經麻痺、眼外傷等疾病中。針灸對症狀較輕和早期的患者效果良好。

【特效用穴】

火菊穴、三叉三穴；足駟馬穴；腎關穴、光明穴；門金穴。

【臨床運用及說明】

火菊穴與傳統針灸的公孫穴相近，公孫為脾經之絡穴，前額屬足陽明胃經，足陽明多氣多血，氣血充足，眼瞼屬脾。而從全息對應來看，火菊穴對應於前額及眼部，因此用火菊穴治療眼皮下垂療效甚佳。

董師並言之本穴可治療眼皮發酸的作用；足駟馬穴位於足陽明胃經循行線上，陽明多氣多血，理氣血的作用甚強，且其部位肉厚，以肉應脾。而其作用於肺，理氣補氣功效也

強，故治療眼皮無力提舉可有特效。對於輕症患者常以火菊穴、三叉三穴與腎關穴、光明穴交替用針，對於嚴重的患者則以足駟馬穴為主針。

傳統針灸治療本病筆者以申脈穴最為常用，申脈穴為膀胱經的穴位，「太陽為目上網」，用之則為經絡所行，為何膀胱經中獨選申脈穴？因為申脈又為八脈交會穴之一，通於陽蹻脈，陽蹻脈聯繫諸陽經，陽氣充足，因此本穴有「純陽大藥」之稱。另陽蹻脈作用之一能「司眼瞼的開合」，所以用申脈治療本病既有豐富的理論也有確實的療效。

第十三節 斜 視

斜視就是當眼睛注視目標的時候黑睛向內或向外歪斜，嚴重的時候就會出現重影（復視），也就是一個會看成兩個的情況，這是瞳孔不能同步造成的，在正常情況下，兩邊的瞳孔轉動是同步的，如果眼睛向左邊看，兩個眼睛的黑睛都會同步轉動到左邊，若往右邊看也是同樣。但是一側的神經麻痺了，就會出現這種不同步的表現，在古代被稱為「眇目」「風牽偏視」「神珠將反」等。兩眼向內對視者，稱為「對眼」，向外斜視者，稱為「斜白眼」。

主要表現為雙眼黑睛向內或向外偏斜，轉動受限，視一為二（就是所說的重影）。

本病相當於現代醫學中的共同性斜視和麻痺性斜視。按眼位分為內、外、上、下斜視。

【特效用穴】

太陽穴（點刺出血）；腎關穴、光明穴；下三皇穴；上

白穴、三叉三穴。

【臨床運用及說明】

斜視病因較為複雜，根據發病情況分為先天性和後天性兩種情況，先天性的治療與治療時間早晚有重要的關係，治療時間越早效果越好，病程較久的患者就不易治療。後天性的針灸治療效果較好，但是病因不同，治療的療效差異性就很大。董師治療本病主要從補腎角度運用，因此所用穴位均是以補腎為主用穴，下三皇穴為補腎的要穴，下三皇穴同針治療本病其有效率可超過 60％。

在穴位中董師指出天皇副穴（腎關穴）能治療本病，其中所說的眼球歪斜就是指本病，本穴的運用確有實效性，臨床常與人皇穴或光明穴配用。

筆者在臨床治療本病一般先於太陽穴點刺放血，然後再針刺腎關穴與光明穴，對一般患者均有較好的療效，但是對頑固性的患者需要加配相關穴位，常加配傳統針灸的風池穴，再根據麻痺的方向加用局部穴位，這樣療效會極佳。一般來說多數患者治療較為緩慢，需要讓患者堅持治療。

第十四節　乾眼病

乾眼病，又稱為乾燥性角膜結膜炎，是由多種原因引起的淚液質和量異常或動力學異常，導致淚膜穩定性下降。主要表現為眼睛乾澀、發癢、疼痛、燒灼、畏光、異物感、眼易疲勞或視力模糊及視力下降等症狀。尤其近些年隨著電腦、手機的普及和工作的變化，乾眼症的發病率明顯提高，並且呈現低年齡化的發展趨勢。

本病相當於中醫學中的「白澀症」。早在《靈樞・口問》中就有相關記載。透過長期的臨床療效看，針灸治療本病有著較好的效果，對改善症狀有較快的作用，經由治療對比分析，針灸治療要明顯優於藥物治療，是治療本病值得推廣的一種優勢方法。

【特效用穴】

太陽穴（點刺出血）；木穴；光明穴；花骨一穴；上三黃穴。

【臨床運用及說明】

傳統針灸治療本病主要以眼睛周圍的穴位為主，如睛明、瞳子髎、攢竹、絲竹空等穴，這些局部用穴具有立竿見影的效果，尤其睛明穴作用極具特效，是治療眼疾的特效穴，但若單純局部用穴則有用穴多，風險性大，易造成皮下血腫，且長期療效不穩定的情況，在臨床治療時應當注意。董氏奇穴主張遠端用穴，避免了以上缺陷，臨床可以遠近結合用穴治療以提高臨床療效。

根據肝開竅於目的原理，治療眼疾常以調肝為主，本病也是如此，木穴及上三黃穴均是這個治療理念，木穴是治療眼疾的常用要穴，對眼癢、流淚、眼睛紅腫、眼乾均能治療，具有雙向調節的作用。

光明穴與傳統針灸的復溜穴相近，復溜穴具有很好的滋陰作用，為腎經之母穴，補腎作用極強，可起到滋水涵木的功效，因對眼病具有特效作用，因此董師名為「光明」。

筆者在臨床治療本病常先以太陽刺血，再以木穴、光明穴配睛明穴運用，療效卓著。既有很好的即時療效，也有很好的遠期效果。

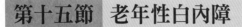

第十五節　老年性白內障

　　白內障是以晶狀體混濁、視力逐漸減退至失明的一種慢性眼病。老年性白內障又稱年齡相關性白內障，可占所有白內障患者的一半以上，是白內障發生的主要類型。多見於50歲以上的患者。主要表現為漸進性視力下降，直至完全失明，其病程長短不一。中醫學中稱之為「圓翳內障」「如銀內障」。早在《針灸甲乙經》中就有相關記載，傳統針灸對此也積累了豐富的經驗。

　　透過長期的臨床來看，針灸對控制症狀、延緩疾病發展有著確實的作用。疾病治療越早療效越好。近些年，隨著本病手術技術的提高與普及，選擇針灸治療的患者已經明顯減少。針灸治療其實更有著一定的優勢性，具有痛苦小、費用低、無風險的優勢，因此在針灸治療老年性白內障方面仍然有著積極推廣的意義。

　　【特效用穴】

　　腎關穴、人皇穴；水相穴、光明穴；四花中穴。

　　【臨床運用及說明】

　　董師治療本病所設穴位有水相穴、水仙穴、光明穴，這些穴位治療本病確有很好的療效，所用均是以從補腎入手。老年性白內障的發生是由於年老體衰，肝腎虧虛，精血不足，不能濡養眼目而致。水相穴與傳統針灸的太谿穴相符，太谿穴為腎經之原穴，有虛實可調的功效；水仙穴近於腎經水泉穴，並名為水，也作用於腎；光明穴近於傳統針灸的復溜穴，復溜為腎經之母穴，滋補腎水的作用極強。這些穴位均由以滋水涵木的作用而調補肝腎發揮治療功效。

傳統針灸則仍以局部穴位為主，臨床治療時可以適當配合局部穴位，筆者以球後穴、翳明穴為主。本病治療時程較長，一般都在 1 個月以上的時間，因此筆者在臨床治療時常分成兩組穴位交替用穴，腎關穴、人皇穴與水相穴、光明穴兩組交替用針，再將球後穴與翳明穴交替配針。

第十六節　青光眼

青光眼是眼科中常見的複雜性眼病，簡單地說，由於各種原因導致眼球壓力增高，超過了正常的眼壓範圍（正常人的眼壓為 10～20mmHg），因壓力增高造成了視神經、視網膜損害的一種眼疾。臨床主要表現為頭痛、眼脹、視物模糊等。在西醫學中根據病因將其分為先天性青光眼、原發性青光眼、繼發性青光眼和混合型青光眼四種類型。

在中醫學中又稱之為「綠風」「綠風內障」「青風內障」「綠翳青盲」等。早在《外台秘要》中就有相關記載，並載本病的發生是由「內肝管缺，眼孔不通」而致。中醫學認為，鬱怒傷肝，肝鬱化火生風，風火上擾於目；或肝腎陰虛，精血耗損，目失涵養而致。針灸治療本病有較佳的療效，可作為有效的治療方法之一。

【特效用穴】

太陽穴（點刺出血）；耳尖及耳背（點刺出血）；火硬穴或火主穴；腎關穴、光明穴。

【臨床運用及說明】

對急性患者首先注重刺血的運用，病情越重者刺血量相對也多，對改善症狀有較快的作用，可以在太陽穴與耳尖交

替用針,對於嚴重者二穴可以同用。

本病急性患者的發生在中醫辨證上多因肝陽上亢所致,因此平肝潛陽是主要方法。火主穴與行間穴相符,火硬穴與太衝穴相符,因此二穴所用就能清肝瀉火、平肝潛陽,二穴治療本病具有很好的作用;慢性患者多因肝腎陰虛,精血耗損而致,此時以滋水涵木的腎經穴位為主,因此下三皇穴就是慢性青光眼的主要用穴。

筆者在傳統針灸中以行間穴與風池穴為特效用穴。在臨床治療本病時一般先在太陽穴予以刺血,再毫針治療,實證患者以火主穴、火硬穴為主,虛證患者以腎關穴、人皇穴為主。無論虛實再加配光明穴、風池穴,具有較佳的療效,筆者在臨床所用均取得了顯著療效。

一般來說,病程越短,療效越好。早期積極合理的針灸治療,可有效地控制症狀,堅持長期規律地治療,即可有效地治癒。

第十七節 生理性飛蚊症

飛蚊症就是發現眼前有飄動的小點狀或細絲浮游物,有時閉眼也能看到,眼前見黑點在飛舞,猶如飛蚊而故名。飛蚊症有生理性和病理性之分,生理性飛蚊症就是沒有眼部的器質性病變,一般是由於玻璃體變性引起的,是一種自然老化現象,隨著年齡的增大,玻璃體膠質會逐漸退化而產生一些混濁物,濃縮聚集的膠質會產生陰影投射在視網膜上。因此在現代醫學上稱之為「玻璃體渾濁」或「玻璃體浮物」。

當今,由於電腦、手機廣泛普及,用眼過度,視疲勞的

產生，生理性飛蚊症的產生也明顯上升。

目前尚無有效方法，正確地針灸治療具有快捷的療效，一般 3～5 次即可解決。

【特效用穴】

耳尖及耳背（點刺出血）；腎關穴、光明穴；木穴、眼黃穴、光明穴；下三皇穴。

【臨床運用及說明】

眼為肝之竅，腎為肝之母，滋水則涵木，又因本病年老體衰而致肝腎虧虛，不能濡養肝木，因此在治療時主要以補腎的穴位為用。下三皇穴、光明穴、腎關穴均作用於腎，是補腎的要穴，所以這些穴位皆有較好的療效。

症狀明顯的患者可配合在太陽穴與耳尖穴刺血，再針刺相關穴位，筆者臨床以腎關穴、光明穴、木穴最為常用，也常配用傳統針灸眼部周圍穴位，以睛明穴用之最多，多數經三五次治療而痊癒。

第十八節 雜 症

一、唇痛、白塞氏綜合徵

【特效用穴】

上唇穴、下唇穴（點刺出血）；三叉三穴。

【臨床運用及說明】

上、下唇穴是根據對應全息理論而取用，可以治療口舌生瘡。先以上、下唇穴點刺放血，再配用三叉三穴，三叉三穴與液門穴相符，液門為三焦之滎水穴，具有泄三焦之火熱

的作用。

二、發音無力

【特效用穴】

總樞穴（點刺出血）；背面穴。

【臨床運用及說明】

總樞穴以點刺放血為用，其用是根據前後對應的原理治療發言無聲。背面穴與傳統針灸之肩髃相符，董師言本穴能治療發音無力，肩髃為手陽明大腸經的穴位，手陽明多氣多血，肺與大腸相表裡，既能調理陽明之氣血，又能調理肺氣，所以能治肺氣不暢或肺氣不足導致的發音無力。

三、魚刺鯁喉

【特效用穴】

指五金穴、指千金穴；足五金穴、足千金穴。

【臨床運用及說明】

對於指五金穴、指千金穴治療魚刺咔喉筆者則有親身之體驗，其治療經過已在拙作《董氏奇穴針灸學》中有詳述，感興趣的讀者可以參閱。

其治療功效針刺二穴能夠有效地鬆弛咽喉部肌肉，使緊張的肌肉得以鬆弛，故而能使魚刺外出。

四、咽喉炎

【特效用穴】

曲陵穴（點刺出血）；喉蛾九穴（點刺出血）；分金穴、天士穴；失音穴。

【臨床運用及說明】

急性咽喉炎發病急，病情轉變迅速，尤其是嬰幼兒，所以對於急性患者需要及時合理地處理，筆者首先是主張刺血運用，曲陵穴與傳統針灸之尺澤穴相符，尺澤為肺經之合穴，「合主逆氣而泄」，並是肺經之子穴，根據「實則瀉其子」的理論，故用之有較佳的作用。

喉蛾九穴用於咽喉疾病的治療，尤其對急性患者作用極效。但針刺時九穴不必都用，一般以喉結中點及其上下左右各一穴即可。傳統針灸中的少商穴與商陽穴也有很好的作用，臨床也常用。

五、眼角痛

【特效用穴】

火散穴；海豹穴；大間穴、小間穴；花骨一穴。

【臨床運用及說明】

以上諸穴所用均是董師治療本病的用穴，傳統針灸治療眼角痛則是根據經絡循行的理論選取用穴，或配局部的穴位用之。

六、眼角發紅

【特效用穴】

太陽穴周圍瘀絡（點刺出血）；上白穴；花骨一穴；足駟馬穴。

【臨床運用及說明】

眼角發紅在太陽穴周圍瘀絡點刺放血效果非常好，一般先在太陽穴刺血，再用毫針針刺上白穴，上白穴的主治就是

治療眼角發紅，療效確實。

七、眼散光

【特效用穴】

腎關穴、光明穴；中白穴。

【臨床運用及說明】

以上用穴均是董師臨床所用主治功效，在董氏傳承中也已得到了臨床的驗證，作用功效極為確實，並具有極佳的功效。

八、口　乾

【特效用穴】

指腎穴；通腎穴、通胃穴、通背穴；廉泉穴。

【臨床運用及說明】

口乾的原因比較複雜，在這裡所用穴位主要是針對腎陰虛而致的口乾，指腎穴與通腎三穴（通腎穴、通胃穴、通背穴）作用於腎，以補腎水而起到作用，腎三通能立生口水，所以有人將此穴組稱之為「津液發動機」，可見其效非常強大。廉泉穴猶如泉水源源不斷，傳統針灸照海穴也有很好的作用，也是常用穴位之一。

第七章	兒科病症

第一節　小兒高熱

　　小兒發熱是兒科最常見疾病，由於小兒形體稚弱，臟腑嬌嫩，抗禦外邪能力差，加之冷熱不知調節，若是護理不當，易為風寒外邪所侵，邪氣侵襲體表，衛外之陽被鬱而致發熱。

【特效用穴】

　　七星穴（點刺出血）；大白穴（點刺出血）；重仙穴。

【臨床運用及說明】

　　七星穴是董師用於小兒發熱的穴位，所用是點刺放血法。雖然由七個穴點組成，但所用的時候不是每個穴點都用，一般只要針總樞穴、分樞穴即能達到療效。

　　大白穴也能退熱，董師指出治療發熱的時候在穴位周圍瘀絡點刺放血運用。小兒發熱治療時，一般先在七星穴或大白穴點刺放血，再針刺重仙穴就有很好的療效。

第二節　小兒哮喘

　　哮喘是小兒時期常見肺系疾病，是一種反覆發作的哮鳴

氣喘疾病。

本病具有明顯的遺傳傾向，初發年齡以 1～6 歲多見。多數患兒經治療緩解或自行緩解，若在正確的治療與調護下，隨著年齡的增長，大多數可以治癒。但部分患兒持續反覆發作，難以緩解，甚至終身不癒。

本病以冬季或氣候變化時易於發作。針灸對本病作用明顯，所以應是值得重視的一種有效方法。

【特效用穴】

曲陵穴瘀絡（點刺出血）；肺俞穴（點刺出血）；大白穴瘀絡（點刺出血）；重子穴。

【臨床運用及說明】

以上用法主要針對的是哮喘的急性發作，點刺放血發揮療效最快，曲陵穴與傳統針灸的尺澤穴相符，尺澤是肺之水穴，為肺經之子穴，「實則瀉其子」，急性發作時均為實證。又為合穴，「合主逆氣而泄」，故治咳嗽、氣喘甚效；大白穴名之為「白」，應於肺之意，故治療肺病甚效。

董師臨床運用中較少單獨應用本穴，但董師對此指出用本穴點刺放血治療小兒氣喘有特效；董師指出重子穴能治療氣喘、咳嗽的病症，並特別指出用於小兒最具特效。急性發作治療時先在曲陵穴或大白穴點刺放血，然後再針重子穴即可。對於緩解期的患兒要施以辨證治療。

第三節 積 滯

積滯就是食積，也即現代醫學所言的消化不良。是由於小兒餵養不當，內傷乳食，而致乳食積聚，積而不化，傷及

脾胃所引起的一種小兒常見的胃腸病症。如果食積日久，治療不當，則會造成脾胃損傷，導致小兒營養缺乏，阻礙生長發育，轉化為疳證，故在古代有「積為疳之母，無積不成疳」之說。古代醫家在針灸治療方面積累了較為豐富的經驗，臨床療效確實。

【特效用穴】

四縫穴（點刺出血）；通關穴、通山穴；正會穴、次白穴。

【臨床運用及說明】

四縫為經外奇穴，有消食化積導滯之功，是古今醫家治療積滯的特效穴，療效肯定，作用強大，操作簡單。一般輕症可用指掐法，對於病程長、症狀重的患兒可在四縫穴挑刺出黃水即能立竿見影；正會穴與次白穴用於積滯而導致的睡眠不安及胃痙攣有很好的療效，次白穴針刺時向指側斜刺。

第四節　兒童多動症、抽動穢語綜合徵

兒童多動症也稱多動障礙，抽動穢語綜合徵也稱為抽動障礙。是主要發生在兒童早期的一種行為問題。發病因素較為複雜，認為其主要與遺傳因素和心理社會應激有關。

目前發病率具有明顯增高趨勢，但對其治療還尚無有效方法，針灸治療是值得探索的可行方法。

【特效用穴】

正會穴、次白穴（右）、鼻翼穴（左）。

【臨床運用及說明】

本穴組是胡光醫師的臨床經驗運用，在董氏針灸中影響

深遠，並言之有較為廣泛的治療作用，可用於抽動症、抽動穢語綜合徵、精神不集中、痴呆、大腦發育不良、癲狂、癔症、遺尿等多種病症的治療。

筆者在傳統針灸中主要以督脈和心經穴位為主，其療效非常滿意，在臨床曾治療多例相關患兒，均取得了顯著療效。

第五節　夜　啼

夜啼是嬰幼兒特有的疾病，多見於嬰幼兒，年齡越小越容易發病，主要表現為白天如常，入夜則啼哭不安，時哭時止，甚則通宵達旦，這種情況就稱為夜啼症。

西醫方面對其病因尚不明確，中醫對此總結認為，小兒夜啼常因脾寒、心熱、驚恐、傷食而發病。中醫療法效果明顯，若能正確辨證，則能迅速痊癒。

【特效用穴】

膽穴（點刺出血）；木枝穴。

【臨床運用及說明】

膽穴是董師專用於治療小兒夜哭的穴位，其療效非常肯定，因其治療本病療效卓著，在臨床中筆者直接稱本穴為「夜哭穴」。

本穴操作方便而簡單，直接刺血即可，也可以按揉，用之當天即可見效；木枝穴也有治療小兒夜哭的作用，木的主幹為肝，木之分支，膽也，故能治療小兒夜哭，同膽穴，故名木枝。膽穴與木枝穴可以單獨運用，嚴重者可以先在膽穴刺血，再針刺木枝穴。

第六節 流　涎

小兒流涎俗稱「流口水」，是指涎液經常不自覺地從口中流溢出的一種病症。中醫稱之為「滯頤」。中醫認為，流涎一症多由脾臟虛冷，或脾胃熱，津液不收所致。

在 1 歲以內的嬰幼兒因唾液分泌量大，牙齒牙槽生長緩慢，大多會流口水，這是一種生理現象，隨著生長發育，這種現象會逐漸消失。在這裡所說的流涎是指非生理現象，也找不到引起流涎的具體原因，如口舌生瘡、長牙等所引起的症狀不屬於本病範疇。

【特效用穴】

止涎穴。

【臨床運用及說明】

止涎穴是董師專用於小兒流涎的特效穴，因其治療流涎具有特效，故董師直接命名為「止涎穴」。

本穴在肺經上，肺主氣，因此有補氣收攝之功能，故治療流口水有效。

第七節 小兒麻痺症

小兒麻痺症又稱小兒癱瘓，是時邪引起的時行疾病。本病好發於 6 個月～5 歲的小兒，6 個月～2 歲發病率最高，一年四季均可發病，常流行於夏秋季節。

西醫稱本病為脊髓灰質炎，是由脊髓灰質炎病毒引起的急性傳染病，病毒侵犯脊髓前角的運動神經元，引起軀幹和四肢的肌肉麻痺，致肌肉萎縮、骨關節變形等。現在，由於

疫苗的普及，本病已經極為少見。

【特效用穴】

上曲穴、雲白穴、肩中穴；下曲穴、李白穴、天宗穴。

【臨床運用及說明】

以上兩組穴位是董師治療本病的臨床經驗集結，據賴金雄醫師言：「民國五十一二年間，本病盛行，余隨董師，常見董師用以上兩穴組輪扎，效果頗佳。該穴組亦治任何下肢無力症。」

目前筆者在臨床中尚無治療本病的經驗，對此無法評價其療效如何，在這裡對此僅錄用其功效，供大家參考。並強調二穴組交替用針治療。

第八章 其他雜症

一、肌肉萎縮

【特效用穴】

指三重穴；肩中穴、上曲穴、雲白穴；下曲穴、李白穴；水曲穴。

【臨床運用及說明】

肌肉萎縮只是一個症狀，多種原因都可以導致肌肉萎縮，在這裡僅對肌肉萎縮這個症狀提供用穴，在臨床治療時還應進一步明確辨證。肩中穴、上曲穴、雲白穴、下曲穴、李白穴均在上臂四四部位，這一部位肌肉豐厚，以肉而應脾，具有健脾之效。

二、發汗、多汗

【特效用穴】

木穴；復溜穴、合谷穴。

【臨床運用及說明】

木穴在食指上，歸屬於大腸經，大腸經多氣多血，與肺相表裡，肺主皮毛，所以能治療汗症。傳統針灸中合谷穴與復溜穴有很好的雙向調節功能，治療多汗症也能治療無汗

症。無汗時補合谷穴瀉復溜，多汗時瀉合谷穴補復溜。

三、全身疲勞

【特效用穴】

背面穴（點刺出血）；三叉三穴；落通穴；鼻翼穴；火腑海穴。

【臨床運用及說明】

董師在背面穴運用中指出用三稜針可治療全身疲勞，筆者在臨床對此沒有運用經驗，而筆者常以三叉三穴與鼻翼穴治療，效果很好。火腑海穴與手三里穴相符，具有調理陽明氣血的作用，有補虛功效。

四、出 血

【特效用穴】

火包穴（點刺出血）；六完穴；花骨四穴。

【臨床運用及說明】

六完穴與花骨四穴在主治功能中就有止血的作用，二穴以毫針為用，六完穴與俠谿穴相近，俠谿穴是膽經之滎水穴，膽與肝相表裡，肝主藏血。在五行中屬水，水能剋火，對火盛灼傷脈絡有很好的功效。

五、狐 臭

【特效用穴】

天宗穴、李白穴；分枝上穴、分枝下穴；極泉穴。

【臨床運用及說明】

狐臭較為多見，一般方法難以處理，西醫一般需要手術

方法，董氏奇穴中有諸多穴位可以運用，一般分為以上兩組穴位交替用針，第 1 日用天宗穴與李白穴，第 2 日就用分枝上穴與分枝下穴，極泉穴也有這一功效，可以配用。

六、醉　酒

【特效用穴】

正本穴（點刺出血）；耳環穴；率谷穴（醉酒頭痛及嘔吐）。

【臨床運用及說明】

正本穴與傳統針灸素髎穴相符，在此處點刺放血，再用毫針針刺耳環穴，可有立竿見影之效，能使醉酒後的症狀迅速解決，當醉酒而引起的頭痛及嘔吐，可以針刺率谷穴，早在《甲乙經》就有載：「率谷主醉酒風熱發，兩目眩痛。」《醫宗金鑑》也有載：「傷酒嘔吐，痰眩。」

七、白細胞過少、過多症

【特效用穴】

木斗穴、木留穴；腎關穴、人皇穴；上三黃穴；懸鐘穴。

【臨床運用及說明】

白細胞過少及過多為血液系統疾患，疾病多較複雜，在這裡只是提出了用穴的一個思路，木留穴及上三黃穴董師均言能治療白細胞症的作用，也就是有雙向調整的功能，白細胞過少與過多均能處理。

懸鐘穴為八會穴之髓會，髓是造血系統的來源，因此本穴有重要的作用。

八、貧 血

【特效用穴】

四花上穴；火腑海穴；下三皇穴；木斗穴、木留穴；懸鐘穴、脾俞穴、足三里穴。

【臨床運用及說明】

這也是造血系統的疾病，在治療貧血時要明確貧血的原因，要及時調整貧血的根源，比如患者有失血的情況，一定要解決這個漏洞，否則難以達到治療目的。脾胃為氣血生化之源，因此調理脾胃是治療本病的關鍵。

九、小便出血

【特效用穴】

分枝上穴、分枝下穴；地皇穴、人皇穴；六完穴；中極穴、三陰交穴、血海穴。

【臨床運用及說明】

小便出血屬於中醫淋證中的血淋，其原因可有泌尿系結石或泌尿系感染所致。分枝上穴與分枝下穴用於尿路感染而致的小便出血有較好的療效，董師言二穴可治療小便痛及血淋，也就是現代醫學所指的尿路感染而致的小便出血。地皇穴與人皇穴用於腎病而致的出血。

十、胃反流

【特效用穴】

天皇穴、腎關穴；木斗穴、木留穴；四花上穴、火主穴；內關穴、公孫穴。

【臨床運用及說明】

胃反流就是胃氣上逆所致，天皇穴與腎關穴倒馬運用則是董師的運用經驗，成為治療本病最常用的一組穴位。內關穴與公孫穴合用也有很好的療效，這是八脈交會穴的運用。

十一、食慾不振

【特效用穴】

通關穴、通山穴；四花上穴；中脘穴、足三里穴。

【臨床運用及說明】

食慾不振僅是一個常見症狀，可由多種原因而導致，在這裡所談的食慾不振主要是因消化系統疾病而致的，因此主要從這一方面用穴。四花上穴與足三里相近，足三里為胃經的合穴，胃腑的下合穴，是調整胃腸功能和消化系統疾病的要穴，在五行中為土中之土穴，所以健運脾胃的作用特別強大，四花上穴貼於骨，功效更強。

通關穴、通山穴在脾經與胃經之間，能補脾健胃，故對消化系統紊亂而致的食慾減退有很好的作用。

十二、消化不良

【特效用穴】

木斗穴、木留穴；脾腫穴、通關穴、通山穴。

【臨床運用及說明】

脾腫穴配通關穴、通山穴為賴金雄醫師臨床經驗，言之本穴組對消化不良有特效。木斗穴、木留穴對消化不良的治療是基本主治之一，其穴組在足陽明胃經上，作用於肝，對肝木剋土而致的消化不良為對症用穴。

十三、小腹脹滿

【特效用穴】

四腑一穴、四腑二穴；四花下穴、腑腸穴；婦科穴、水晶穴；腑快穴。

【臨床運用及說明】

小腹脹滿可由多種原因導致，因此在治療時應當明確腹脹之原因，臨床中多以腸道疾病或婦科疾病而致，針對不同的臟腑予以處理。

四腑一穴、四腑二穴、腑快穴及四花下穴、腑腸穴均對腸道疾病而致的腹脹有效，四腑一穴、四腑二穴與腑快穴皆在面部，治療腹脹是各穴的基本主治，取穴原理根據全息對應於大小腸，可用於腸道疾病而致的腹脹。

但筆者在臨床較少運用，而是常以腑腸穴、四花下穴為主穴，四花穴組中二穴處於下焦，並在足陽明胃經之上，大腸小腸皆屬於胃，因此二穴治療腸道疾病就有很好的療效，其中對腸道而致的腹痛、腹脹特別有效。

婦科穴與水晶穴均是治療婦科病的要穴，二穴主要針對婦科病而致的腹脹，水晶穴作用於子宮，所以本穴用於子宮疾病而致的小腹脹療效甚好。各穴的穴性不同，主治有別，根據疾病對應用穴。

十四、腦 瘤

【特效用穴】

正會穴、後會穴、前會穴；上瘤穴；火散穴、火菊穴、火連穴；正筋穴、正宗穴；足三重穴或外三關穴。

【臨床運用及說明】

腦瘤是嚴重的疾病，治療複雜而棘手，這裡用穴僅是提供了治療這類疾病的一個思路。火散、火菊、火連三穴同時用針治療腦瘤、腦膜炎是董師的臨床經驗，其治療原理難以理解。其餘用穴主要透過經絡理論和穴性理論發揮運用，一是用穴與經脈有關，這些用穴所在的經脈與腦聯繫密切，不在督脈就在膀胱經脈上，此兩經脈均入腦，如正會穴、後會穴、前會穴均在督脈上，正筋穴、正宗穴在膀胱經脈上，經脈入腦則能治療腦部的疾病。

足三重穴特性就是以活血化瘀為中心，治療腦瘤也離不開活血化瘀，所以足三重穴也是本病的重要穴位。外三關穴具有清熱解毒、活血化瘀的特性，因治療各種瘤、癌及多種外科疾病有特效，所以被稱為外三關穴。上瘤穴從其名稱就可以明確本穴的主治，因能治療腦部腫瘤故名為上瘤穴。臨證綜合分析，對證用穴。

十五、腦積水

【特效用穴】

足三重穴（點刺出血）；上瘤穴、正筋穴、正宗穴。

【臨床運用及說明】

腦積水不是單一的疾病改變，而是諸多病理原因引起的腦脊液循環障礙，腦內腦脊液異常積聚，使其一部分或全部異常擴大稱為腦積水。根據疾病發展的快慢有急性腦積水和慢性腦積水之分。

針灸治療主要針對的是慢性腦積水，在董氏穴位中對本病有明確主治功能的就是上瘤穴與正筋穴，因此二穴合用有

很好的效果。上瘤穴與正筋穴、正宗穴均作用於腦部，是治療各種腦部疾病的特效穴位，對腦血管意外、腫瘤、腦外傷皆是首選的穴位。

十六、腦外傷後遺症

【特效用穴】

沖霄穴（點刺出血）；然谷穴（點刺出血）；上瘤穴、正筋穴、正宗穴；足三重穴。

【臨床運用及說明】

腦部外傷之後常有頭暈、頭痛之症狀，尤其是腦震盪後遺症，這些症狀極為明顯。

以上所用處方已在董氏針灸中達成了共識，療效確實，臨床運用十分廣泛，是治療各種腦外傷後遺症的有效方法。

十七、頭上怕風

【特效用穴】

靈骨穴、大白穴；腎關穴。

【臨床運用及說明】

靈骨穴、大白穴具有很強的溫陽補氣作用，能生火而溫陽。其穴組在手陽明經脈上，大腸與肺相表裡，還有調補肺氣之效，肺氣虛，表衛不固，故而怕風，本穴組能固表補肺，溫陽補氣，即可有效地解決。若配腎關穴作用更佳。

十八、面　麻

【特效用穴】

足外踝瘀絡（點刺出血）；靈骨穴；木斗穴、木留穴；

側三里穴、側下三里穴；中九里穴、七里穴。

【臨床運用及說明】

面麻多為一側發病，就現代醫學而言很難明確發病之原因，因此一般也難以找到有效的處理方法。

針灸治療基本上與面癱方法相近，就經絡來看，與少陽、陽明經關係密切。一般先在外踝周圍找瘀絡點刺放血，再取毫針，筆者以側三里穴、側下三里穴與靈骨穴最為常用，具有很好的療效。

十九、瘰 癧

【特效用穴】

足外踝瘀絡（點刺出血）；足三重穴；足千金穴、足五金穴；天井穴、少海穴；曲池透臂臑。

【臨床運用及說明】

瘰癧又名為瘰癧鼠瘡，與現代醫學中的淋巴結結核，或結核性頸淋巴腺炎相符。在過去十分常見，現在發病明顯減少，中西醫皆有治療的方法，但一般處理很難發揮治療作用，往往纏綿難癒。

針灸治療具有作用迅速，並能有效根治，因此針灸治療本病一直成為臨床中的有效方法。臨床中也積累了大量的針灸經驗，筆者在臨床中以天井穴與少海穴用之最多，療效非常確實，在古歌賦中也有大量的記載，《勝玉歌》言「瘰癧少海天井邊」。《玉龍歌》載「天井主治瘰癧癭疹」。

曲池透臂臑是已故名醫王樂亭醫師的經驗，有大量的臨床治療醫案，取得了顯著的治療效果，筆者在臨床中也經常運用這一方法，效果非常確實。

二十、大便脫肛

【特效用穴】

三其穴（其門穴、其角穴、其正穴）；博球穴、靈骨穴；氣海穴、長強穴。

【臨床運用及說明】

脫肛就是直腸下端脫出肛門之外，病位在大腸，督脈過直腸，膀胱經別入肛中，所以脫肛與督脈、膀胱經關係密切。

博球穴在足太陽膀胱經脈，足太陽經別入肛中，故能疏調肛部氣血；長強穴為督脈之別絡，位近肛門，可有效地調節肛門的功能；三其穴在手陽明大腸經，對肛周疾病均有治療功效，除了能治療脫肛，對便秘、痔疾也有很好的作用。

二十一、睡中咬牙

【特效用穴】

四花下穴、腑腸穴；通關穴、通胃穴。

【臨床運用及說明】

睡中咬牙在臨床中很常見，其原因多是胃的原因而致，中醫中有「胃不和則夜不安」之說。確實如此，凡睡中咬牙的患者，當醉酒或暴飲暴食之後，則會明顯加重。

我之前一個同事，就有很明顯的咬牙病史，每當晚餐過飽後，其症狀就明顯加重，當晚飯合理的時候也就明顯的緩解，也說明了這一點。四花下穴與腑腸穴就有這一作用，療效非常確實。通關穴與通胃穴均是治療胃病的有效穴位，因此二穴也能夠治療。

二十二、脂肪瘤

【特效用穴】

外三關穴；上三黃穴；豐隆穴、中脘穴。

【臨床運用及說明】

脂肪瘤中醫稱為「痰核」「肉瘤」，其病名最早見於《千金要方》。多因鬱滯傷脾，痰氣凝結所致。外三關穴是治療各種瘤、癌的要穴，因此用外三關穴治療脂肪瘤就有非常好的療效；上三黃穴疏肝解鬱，解除各種瘀滯，因此上三黃穴也有特效作用；豐隆、中脘均為祛痰的要穴，所以能針對其病因，二穴是傳統針灸治療脂肪瘤的特效要穴。

二十三、傷口不癒合

【特效用穴】

制污穴（點刺出血）；外三關穴。

【臨床運用及說明】

傷口不癒合處理往往較為棘手，制污穴對此有很好的療效，點刺放血處理，可使一些傷口久不癒合者能立起沉痾，迅速見效。筆者在臨床曾有多例相關病案，療效顯著，見證了制污穴的特殊功效。對於病情重、病程時間長者，可配合外三關穴運用，外三關穴有清熱解毒的作用。

二十四、類風濕關節炎

【特效用穴】

通關穴、通山穴、通天穴；五虎穴；通腎穴、通胃穴、天皇穴、腎關穴。

【臨床運用及說明】

類風濕關節炎病情複雜，疾病纏綿難癒，因此治療十分棘手，在這裡所用穴位主要是提出了一個治療思路和某些情況下的對症用穴。通心三穴（通關穴、通山穴、通天穴）在脾胃兩經之間，能夠調補脾胃，其功效作用於心，具有調整全身血液循環的作用，對全身疼痛故而有效，符合類風濕關節炎的特性；五虎穴是全息理論的運用，可針對性地解決四肢關節的問題。

二十五、解暈針

【特效用穴】

手解穴；解穴（足解穴）。

【臨床運用及說明】

暈針自古醫家就非常重視，這說明在針刺的時候是很常見的現象，但是若能正確地針刺，一般不會導致暈針現象的發生，在臨床治療時，要正確合理地操作，盡量避免這一現象的發生。二穴不但能夠解暈針，而且對針刺所帶來的不良現象仍然能夠有效地處理，如針刺後的麻木、疼痛、脹感等症狀，均能迅速解決，左病用右穴，右病用左穴，一般 7～10 分鐘即可。

後　記

　　筆者從醫二十餘年，先後由西醫臨床到中藥運用，再到以針灸為主的從醫生涯，這個過程經歷頗多，親身體會了「讀書三年，便謂天下無病可治；治病三年，便謂天下無方可用」的現實。同時也越來越感悟到了中醫的博大精深，領略到了中醫之魅力，見證了中醫之神奇，對中醫崇敬之情油然而生，尤其對針灸，近乎痴迷。

　　源於這份痴迷，筆者沉浸在中醫針灸中無法自拔，因此不論古代針術還是現代各種新方法都有所涉獵，在偶然的機會接觸到了董氏奇穴，並嘗試運用，其療效驗證了董氏奇穴的神奇，這一研究就是十餘年。

　　筆者因對董氏奇穴的摯愛，又因其在臨床廣泛運用中顯著的治療效果，故而結合臨床實踐與教學理論相繼寫了幾本關於董氏奇穴方面的書籍，分別是《董氏奇穴與十四經穴臨證治驗》《董氏奇穴與經穴治療頸肩腰腿痛集驗》《董氏奇穴針灸學》及《董氏奇穴掛圖》等。

　　其拙作雖然顯得幼稚，但是筆者之內心一片赤誠，一心本著以讓董氏奇穴這顆璀璨明珠發揚光大，由此也得到了許多同道的鼓勵與支持，倍感欣慰。更激發了筆者對董氏奇穴

進一步探究運用的熱情，無論現在還是未來，筆者願與各位中醫針灸愛好者一道學習，共同交流，共同提高。

筆者始終秉承「傳承中醫文化，弘揚中華國粹」這一理念來推廣中醫、發展中醫、運用中醫，這是筆者始終不變的思想。為實現這一目標，筆者在山東濰坊成立了濰坊杏林中醫培訓中心，並設有中醫外治門診，以外治法治療各類疑難雜症。教學形式則是以理論與實踐相結合的臨床帶教培訓方式，使所有學員真正能達到學以致用的目的，確保所有學員能夠達到獨立操作，讓中醫健康有序地傳承和發展。

本書的出版不僅僅是筆者的臨床經驗，同時還參考了已出版的董氏奇穴書籍及相關資料，這要深深地感謝各位老前輩及各位董氏奇穴傳承者，道一聲：你們辛苦了！未來發展之路任重而道遠，這還需要老前輩們及董氏奇穴愛好者持續不斷地傳播與推廣，為董氏奇穴的弘揚不懈努力，為全人類的健康發展做出一定的貢獻！

筆者目前已出版的相關書籍介紹如下：

《董氏奇穴與十四經穴臨證治驗》（品冠文化出版社）

《董氏奇穴與經穴治療頸肩腰腿痛集驗》（品冠文化出版社）

《學小兒推拿，做超能媽媽》

《針灸臨床技巧與心得》

《70 個常用重要穴位臨證精解》

《針灸特定穴臨床實用精解》

《董氏奇穴針灸學》

《董氏奇穴掛圖》

《習灸成醫，做家人的保健醫》

《針灸治療婦產科學》

以上是筆者已出版的系列拙作，歡迎各位同道交流，在這裡懇切地期望各位老師及同道對不足及謬誤之處予以指正，不勝感激。

交流電話（微信）：15966990292（楊朝義）

楊朝義

濰坊杏林中醫科技有限公司

濰坊杏林中醫培訓中心

濰坊濰城杏林中醫門診

董氏奇穴臨床治療精華

主　　編│楊朝義、楊雅冰
責任編輯│丁一、壽亞荷

發 行 人│蔡森明
出 版 者│大展出版社有限公司
社　　址│台北市北投區（石牌）致遠一路 2 段 12 巷 1 號
電　　話│(02)28236031．28236033．28233123
傳　　真│(02)28272069
郵政劃撥│01669551
網　　址│www.dah-jaan.com.tw
電子郵件│service@dah-jaan.com.tw
登 記 證│局版臺業字第 2171 號

承 印 者│傳興印刷有限公司
裝　　訂│佳昇興業有限公司
排 版 者│菩薩蠻數位文化有限公司
授 權 者│遼寧科學技術出版社
初版 1 刷│2022 年 4 月
初版 2 刷│2024 年 12 月

定　　價│300 元

董氏奇穴臨床治療精華／楊朝義、楊雅冰主編
—初版—臺北市，大展出版社有限公司，2022.04
面：21 公分—（中醫保健站：107）
ISBN 978-986-346-363-4（平裝）
1.CST：針灸　2.CST：經穴
413.91　　　　　　　　　　　　　　111001612